W0258343

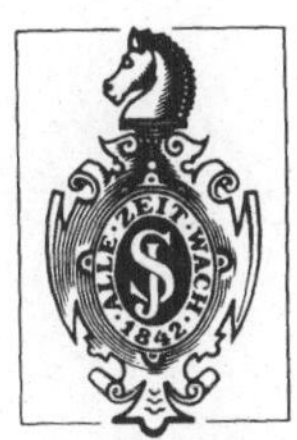

M. Fischer M. D. Gross B. Shapiro
H. Vetter

Nebenniere –

Nuklearmedizinische Diagnostik und Therapie

Unter Mitarbeit von C. A. Hoefnagel

Mit 5 Farbtafeln, 36 Abbildungen und 19 Tabellen

Springer-Verlag
Berlin Heidelberg New York
London Paris Tokyo Hong Kong
Barcelona Budapest

Prof. Dr. Manfred Fischer
Städtische Kliniken Kassel
Zentrum für Radiologie
Institut für Nuklearmedizin
Möncheberstr. 41/43
D-3500 Kassel

Prof. Dr. Milton D. Gross
The Veterans Administration
Medical Centers
Ann Arbor, Michigan, USA

Dr. Cornelis A. Hoefnagel
The Netherlands Cancer Institute
van Leuwenhoek Krankenhaus
NL-Amsterdam

Prof. Dr. Brahm Shapiro
University of Michigan
Division of Nuclear Medicine
Ann Arbor, Michigan
USA

Prof. Dr. Hans Vetter
Med. Poliklinik
Universität Bonn
D-5300 Bonn

ISBN-13:978-3-540-50980-6   e-ISBN-13:978-3-642-74639-0
DOI: 10.1007/978-3-642-74639-0

Dieses Werk ist urheberrechtlich geschützt. Die dadurch begründeten Rechte, insbesondere die der Übersetzung, des Nachdrucks, des Vortrags, der Entnahme von Abbildungen und Tabellen, der Funksendung, der Mikroverfilmung oder der Vervielfältigung auf anderen Wegen und der Speicherung in Datenverarbeitungsanlagen, bleiben, auch bei nur auszugsweiser Verwertung, vorbehalten. Eine Vervielfältigung dieses Werkes oder von Teilen dieses Werkes ist auch im Einzelfall nur in den Grenzen der gesetzlichen Bestimmungen des Urheberrechtsgesetzes der Bundesrepublik Deutschland vom 9. September 1965 in der jeweils geltenden Fassung zulässig. Sie ist grundsätzlich vergütungspflichtig. Zuwiderhandlungen unterliegen den Strafbestimmungen des Urheberrechtsgesetzes.

© Springer-Verlag Berlin Heidelberg 1993

Die Wiedergabe von Gebrauchsnamen, Handelsnamen, Warenbezeichnungen usw. in diesem Werk berechtigt auch ohne besondere Kennzeichnung nicht zu der Annahme, daß solche Namen im Sinne der Warenzeichen- und Markenschutz-Gesetzgebung als frei zu betrachten wären und daher von jedermann benutzt werden dürften.

Produkthaftung: Für Angaben über Dosierungsanweisungen und Applikationsformen kann vom Verlag keine Gewähr übernommen werden. Derartige Angaben müssen vom jeweiligen Anwender im Einzelfall anhand anderer Literaturstellen auf ihre Richtigkeit überprüft werden.

Satz: Cicero Lasersatz GmbH, 8900 Augsburg

23/3145/5 4 3 2 1 0 – Gedruckt auf säurefreiem Papier

Inhaltsverzeichnis

Vorwort

Fortschritte in der Labormedizin haben die Diagnostik der Nebennierenerkrankungen einfacher und genauer gemacht. Besteht klinisch und laborchemisch der Verdacht auf eine Nebennierenerkrankung, ist für die weitere Therapieplanung eine Lokalisation der Läsion erforderlich.

Die Abstimmung zwischen Nuklearmedizinern, Radiologen und behandelnden Ärzten ist eine Schwachstelle bei der Betreuung von Patienten mit Nebennierenerkrankungen. Zusätzlich ist die Lokalisationsdiagnostik der Nebennieren in den vergangenen Jahren auf mehrere Subspezialitäten aufgeteilt worden. So muß häufig die Frage beantwortet werden, warum bei bestimmten Krankheitsbildern der Nebennieren mehrere bildgebende Verfahren wie Sonographie, Computertomographie, Kernspin-Tomographie und/oder Szintigraphie erforderlich sind und in welcher Reihenfolge sie eingesetzt werden sollen.

Die Autoren dieses Buches haben es sich zum Ziel gesetzt, ihre umfangreiche Erfahrung in der klinischen Betreuung, der Diagnostik und nuklearmedizinischen Therapie der Nebennierenerkrankungen zusammenzufassen. Der behandelnde Arzt hat somit einen Leitfaden zur Verfügung, nach dem er die verschiedenen Krankheitsbilder sinnvoll diagnostizieren und therapieren kann, ohne zu viel oder zu wenig zu tun.

Februar 1993   Die Autoren

1 Einleitung

Die Nebennieren besitzen als endokrines Organ eine zentrale Bedeutung für die Aufrechterhaltung der biochemischen Homeostase durch die Regulation des Stoffwechsels, sowie der Salz- und Wasserbilanz. Die Nebennierenrindenhormone beeinflussen die Funktion vieler Organsysteme.

Die Nebennieren sind fast immer paarig angelegt, es sind auch unilaterale Anlagen beschrieben [178]. Phylogenetisch besteht die Nebenniere aus zwei verschiedenen Organen. Aus dem Zölomepithel entsteht das Interrenalorgan, das sich zur Nebennierenrinde entwickelt, während das Mark aus dem paarigen Suprarenalorgan entsteht, das aus dem Sympathikus hervorgeht. Somit bestehen die Nebennieren als komplexes Organ aus zwei wichtigen Anteilen, der Nebennierenrinde und dem Nebennierenmark. Die Nebennierenrinde ist histologisch in 3 Schichten einteilbar [133, 232] (Schema 1).

Bereits in der 5.–6. Embryonalwoche läßt sich Nebennierengewebe nachweisen. Ab der 8. Woche ist das kortikale Gewebe in der endgültigen Lokalisation am oberen Pol der Nierenanlage erkennbar. Zu diesem Zeitpunkt ist die Nebenniere größer als die Niere [218]. Bei der Geburt wird die Nebennierenrinde durch die primär fetalen Zellen (X-Zone) gebildet, die in den ersten zwei Lebensjahren dann durch die histologisch differenzierten definitiven Zellschichten ersetzt werden [54]. Das Gewicht der

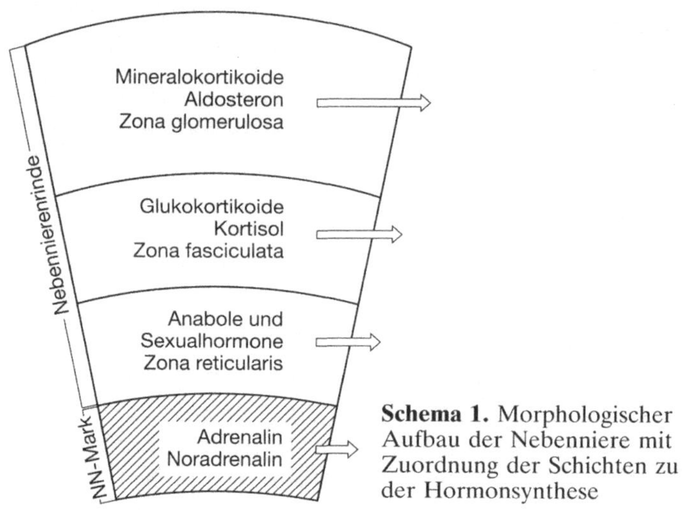

Schema 1. Morphologischer Aufbau der Nebenniere mit Zuordnung der Schichten zu der Hormonsynthese

Nebenniere beträgt beim Neugeborenen etwa 7 g. Infolge Umbau und Rückbildung sinkt das Gewicht im ersten Lebensjahr dann auf 3 g und erreicht erst in der Pubertät wieder das Geburtsgewicht. Das Nebennierengewicht des Erwachsenen wird mit 5–12 g angegeben. Die Nebennieren werden arteriell durch Gefäße aus der Aorta sowie aus renalen, phrenischen und lumbalen Arterien versorgt. Der venöse Abfluß erfolgt entweder direkt in die Vena cava aus der rechten oder in die Vena renalis aus der linken Nebenniere.

Ein wichtiger Gesichtspunkt bei der Abklärung von Nebennierenrindenerkrankungen sind die möglichen Lokalisationen von Nebennierengewebe [224]. Ektopes Nebennierengewebe kann im gesamten Abdominal- und Beckenbereich gefunden werden [152] (Tabelle 1).

Die Form der Nebennieren ist bei einer Größe von etwa 4 × 3 × 1 cm sehr variabel, die linke wird als ovalär, die rechte als abgestumpft oder rundlich [76], nach angiogra-

Tabelle 1. Lokalisation von ektopem adrenalem Gewebe

Cortex und Medulla	Cortex
Coeliacales Ganglion	Milz, Leber, Pankreas
Nieren	Retroperitoneum
	Becken
	Ovarien, Hoden
	Vasa testicularia

phischen Darstellungen wird die linke als zipfel- oder birnenförmig, die rechte als dreieckförmig beschrieben [12].

Die rechte Nebenniere liegt meist oberhalb des oberen Nierenpoles, die linke überlagert den oberen medialen Nierenpol. Durch eine eigene Faszie umgeben, folgen die Nebennieren nicht den Lageveränderungen der Nieren. Besonders bei der rechten Nebenniere kann der Abstand zum oberen Nierenpol bis zu 4 cm betragen.

Nach Untersuchungen an Normalpatienten liegt die rechte Nebenniere im Szintigramm in 81% cranialer als die linke, in 19% gleichhoch [76]. In 81% aller Patienten liegt die linke Nebenniere auch ventraler als die rechte (s. Abb. 1, 2).

Die Blutversorgung der Nebennieren geht weit über den Organbedarf hinaus und ist mit der der Schilddrüse vergleichbar. Katheteruntersuchungen konnten eine Durchblutung von etwa 5 ml Blut/Gramm Nebenniere/Minute nachweisen [25]. Die Nebennierenrinde, deren Funktion einem komplizierten Steuermechanismus unterliegt (Abb. 3), ist histologisch in 3 Zonen gegliedert, die jede für sich ein wichtiges Steroidhormon synthetisiert und sezerniert. Vorstufe aller dieser Hormone ist das Cholesterin. Cholesterin ist in nahezu allen Körpergeweben sowie im Plasma in verschieden hohen Konzentrationen vorhanden. Gespeichert wird es in der Esterform in drei Zellsystemen: in der Nebennierenrinde, in den Corpus-luteum-

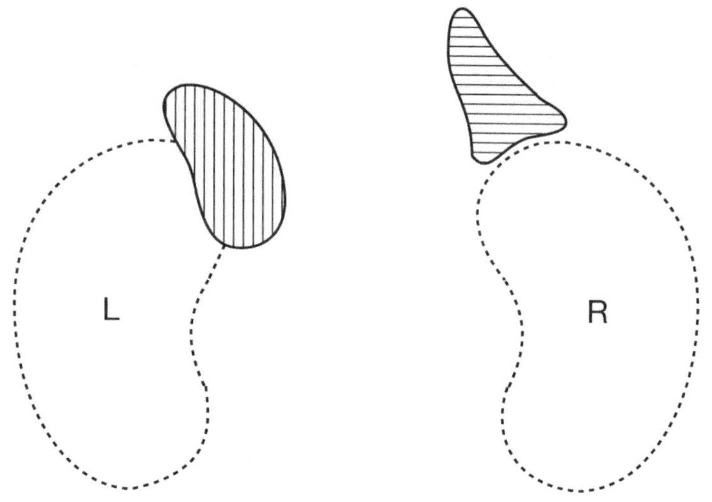

Abb. 1. Anatomische Beziehung der Nebennieren zu den Nieren. [n. Freitas et al. 1978]

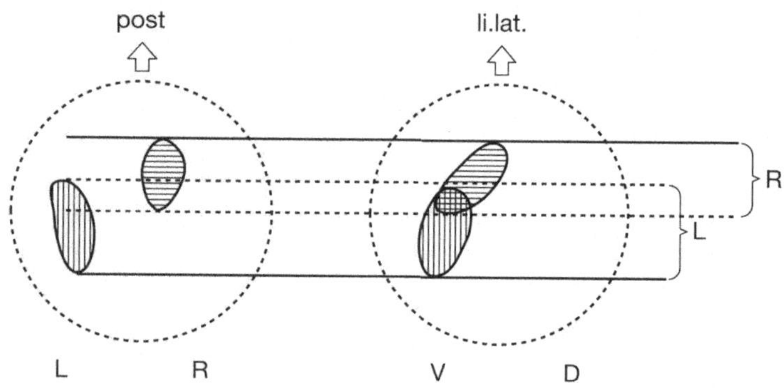

Abb. 2. Schematische Darstellung eines Nebennierenrindenszintigrammes in der posterioren Projektion zur Veranschaulichung der cranio-caudalen Beziehung beider Nebennieren sowie Darstellung in der links-lateralen Projektion mit asymmetrischer Lage der Nebennieren. [n. Freitas et al. 1978]

4

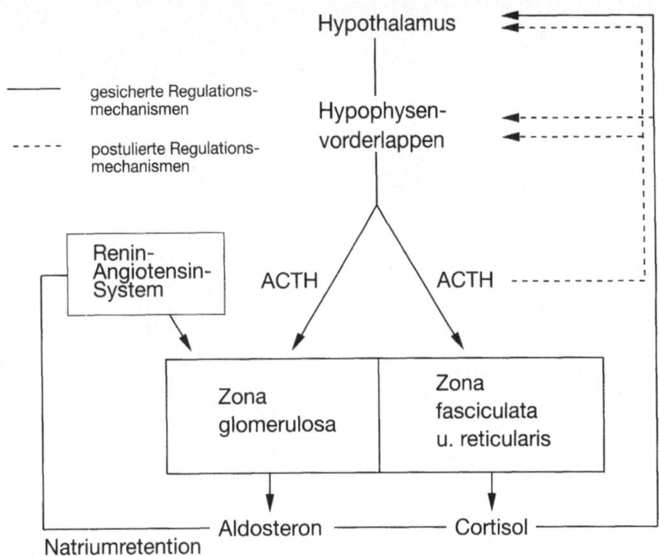

Abb. 3. Hypothalamus-Hypophysen-Nebennierenrinden-Achse

Zellen des Ovars und in den Sertolizellen der Testes [22]. Beim Kaninchen macht das Cholesterin 2–6% des Gesamtgewichtes der Nebennieren aus [228].

Die adrenale Cholesterinaufnahme in die Nebennierenrinde wird durch 4 Faktoren beeinflußt [234], die auch eine wesentliche Bedeutung für die Traceraufnahme bei der nuklearmedizinischen Nebennierenrindenuntersuchung haben:

1. ACTH-Spiegel
2. intra- und extrazellulärer (adrenaler) Cholesterinspiegel
3. Verfügbarkeit von Low-density-Lipoproteinen (LDL) für den Cholesterintransport zur Nebennierenrinde
4. Zahl und Affinität der LDL-membrangebundenen Rezeptoren.

Die Biosynthese ist in Abbildung 4 dargestellt.

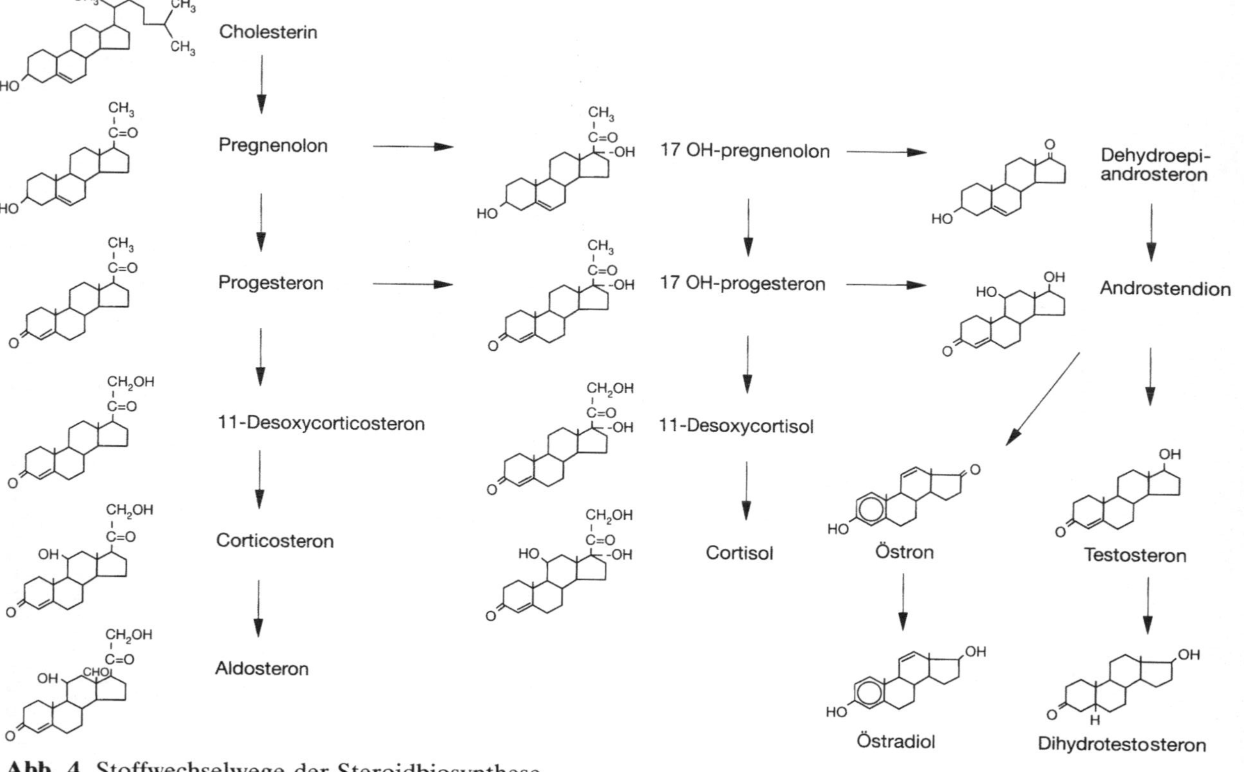

Abb. 4. Stoffwechselwege der Steroidbiosynthese

Die Erkrankungen der Nebenniere lassen sich in Nebennierenrinden- und Nebennierenmarkerkrankungen unterteilen. Sie äußern sich in einer gesteigerten oder verminderten Nebennierenfunktion. Erkrankungen der Rinde treten dabei häufiger auf als Fehlfunktionen des Markes.

Erkrankungen der Nebennieren können einer Dysfunktion ihrer histologischen und funktionellen Einheiten zugeordnet werden. Wenn sie ausgeprägt sind, können sie anhand ihrer charakteristischen Symptomatik und Anzeichen leicht diagnostiziert werden. Mittels sensitiver biochemisch und anatomisch orientierter diagnostischer Verfahren ist die Diagnose einer Nebennierenerkrankung jedoch auch schon zu stellen, bevor ausgesprägte Symptome erkennbar sind. Die Diagnose einer Nebennierenerkrankung ist wichtig, da eine Reihe dieser Erkrankungen im Rahmen von Syndromen auftreten oder familiär vorkommen. Für viele dieser Krankheitsbilder gibt es eine definitive Therapie.

Bei Verdacht auf eine Nebennierenrindenerkrankung ist vor der nuklearmedizinischen Diagnostik eine eingehende laborchemische Abklärung der hormonellen Dysfunktion erforderlich, ohne die eine korrekte Interpretation der Lokalisationsdiagnostik sowie die daraus zu ziehenden therapeutischen Konsequenzen fragwürdig bleiben müssen.

2 Klinik der Nebennierenerkrankungen

2.1 Nebennierenrinde

Aufgrund des histologischen Aufbaus der Nebennierenrinde unterscheidet man die 3 verschiedenen Zellschichten: die zona glomerulosa, die mittlere zona fasciculata sowie die innere, dem Nebennierenmark benachbarte zona reticularis. Entsprechend dieser Zellpopulationen unterscheidet man 3 verschiedene Krankheitsbilder, die mit einer Überfunktion verbunden sind:
den primären Hyperaldosteronismus (Conn Syndrom), den primären Hypercortisolismus (Morbus Cushing) und das adrenogenitale Syndrom.

Die Symptome dieser 3 Krankheitsbilder differieren aufgrund der unterschiedlichen physiologischen Wirkung der durch das pathologische Gewebe sezernierten Hormone [18, 50]. Bei der Nebennierenrindeninsuffizienz besteht dagegen ein Hormondefizit.

2.1.1 Primärer Hyperaldosteronismus (Conn Syndrom)

Jerome Conn beschrieb 1955 erstmals das gemeinsame Auftreten von Hypokaliämie und Hypertonie bei einem aldosteronproduzierenden Tumor der Nebenniere [39].

Histologisch tritt diese Erkrankung in 2 Hauptvarianten
auf:
in 2/3 der Fälle handelt es sich um ein autonomes Adenom
der Nebennierenrinde, 1/3 zeigen dagegen eine bilaterale
noduläre Hyperplasie der zona glomerulosa, selten ist ein
Karzinom Ursache der Erkrankung. Solitäre Adenome
werden bei Frauen doppelt so häufig gefunden wie bei
Männern, von der bilateralen Hyperplasie sind bevorzugt
Männer betroffen. Der Altersgipfel liegt zwischen der 3.
und 5. Lebensdekade [61, 77], aber es sind auch Erkrankungen im Kindesalter beschrieben worden.

Klinik und Pathophysiologie

Das Mineralokortikoid Aldosteron fördert am distalen
Tubulus der Niere die Rückresorption von Natrium und
die Elimination von Kalium. Bei pathologisch gesteigerter Aldosteronproduktion sind die Leitsymptome sowie
das klinische Bild Ausdruck einer Fehlregulation des Was-
ser- und Elektrolythaushaltes. Durch den Protonenverlust
entsteht eine metabolische hypokaliämische Alkalose,
die forcierte Natrium- und Wasserretention führen durch
eine Vermehrung des intravasalen Volumens zu einem
sogenannten Volumenhochdruck [226]. Diese arterielle
Hypertonie ist häufig auffallend therapierefraktär, die
circadiane Rhythmik des Blutdruckes kann aufgehoben
sein [51]. Die Verlaufsform des Hypertonus des primären
Aldosteronismus ist als maligne anzusehen und mit einem
hohen Risiko von kardiovasculären Komplikationen behaftet. Die ausgeprägte Hypokaliämie mit Serumwerten
unter 3 mval/l führt zu Obstipation, Adynamie, Muskelschwäche, Parästhesien und EKG-Veränderungen. Chronischer Kaliummangel kann durch Vakuolenbildung im
Tubulussystem der Niere zur sogenannten hypokaliämi-
schen Tubulopathie führen, die sich funktionell in
einer Isosthenurie äußert.

Diagnostik und Differentialdiagnose

Leitsymptom des primären Aldosteronismus ist die hypokaliämische Hypertonie, allerdings ist auch ein Teil der Patienten normokaliämisch. Das Serumnatrium ist meist normwertig. Differentialdiagnostisch muß auch an das Vorliegen eines Pseudoaldosteronismus gedacht werden, der durch die exogene Zufuhr mineralokortikoidartiger Substanzen klinisch und laborchemisch den primären Aldosteronismus imitieren kann. Diese Substanzen sind z. B. in Lakritzen enthalten. Hypokaliämien können auch durch chronische Diuretikaeinnahme induziert sein und persistieren häufig sogar noch Wochen nach Absetzen des Diuretikums. Ein weiterer wichtiger Routinelaborparameter stellt die Urinkaliumkonzentration dar; sie ist mit Werten über 40 mval/24 h häufig pathologisch verändert. Die entscheidende Laboruntersuchung ist die direkte Messung der Plasmaaldosteron- und -reninaktivität nach Normalisierung des Serumkaliumspiegels durch ausreichende Kaliumsubstitution beim ruhenden Patienten und nach zweistündiger aktiver Orthostase. Laborchemisch findet sich in Ruhe eine deutliche Plasmaaldosteronaktivität mit supprimierter und auch durch Orthostase nicht stimulierbarer Plasmareninaktivität. Differentialdiagnostisch lassen sich somit sekundäre Formen des Hyperaldosteronismus wie z. B. die Nierenarterienstenose ausschließen. Sie zeigen neben dem erhöhten Plasmaaldosteronspiegel auch eine erhöhte Plasmareninaktivität. Beim Pseudoaldosteronismus sind hingegen beide Parameter supprimiert.

Plasmaaldosteron und -renin werden radioimmunologisch bestimmt; für die Reninbestimmung muß das Plasma von der Blutentnahme an in Eiswasser gekühlt werden, da sonst falsch hohe Laborwerte gemessen werden.

Für die korrekte Interpretation müssen Aldosteronantagonisten wie z. B. Spironolakton 4–6 Wochen, Diuretika 2–3 Wochen vor Durchführung der Bestimmung abgesetzt werden. Das gleiche gilt für die Angiotensin converting

Enzym Hemmer (ACE Hemmer). Die peripheren hormonellen Parameter gestatten oftmals keine sichere Differenzierung zwischen einem unilateralen Adenom und einer bilateralen Hyperplasie, so daß weiterführende bildgebende Verfahren erforderlich werden.

Lokalisationsdiagnostik

Die Differenzierung der verschiedenen Varianten des primären Hyperaldosteronismus (unilaterales Adenom oder idiopathische bilaterale Hyperplasie) ist für die therapeutischen Optionen von großer Bedeutung. Die nicht-invasiven radiologischen und nuklearmedizinischen Verfahren ermöglichen zumeist eine ausreichend sichere Lokalisationsdiagnostik [241]. Die Computertomographie der Nebenniere ist dabei den anderen Verfahren überlegen. Bei Adenomen gelingt der Nachweis in 80–90 % der Fälle. Dies ist jedoch auch abhängig von der Größe und der Lage der Adenome. Eine bilaterale Hyperplasie, welche nur mit einer geringen Vergrößerung des Organes einhergehen kann, wird bei biochemisch gesichertem Hyperaldosteronismus als Ausschlußdiagnose, d. h. bei fehlendem Adenomnachweis diagnostiziert [79]. Bei computertomographisch fehlendem Adenomnachweis wird zur Unterscheidung zwischen Hyperplasie und Adenom die Szintigraphie der Nebennierenrinde durchgeführt, auf die noch ausführlich eingegangen wird.

Die aussagekräftigste invasive Methode stellt die Aldosteronbestimmung nach seitengetrennter Nebennierenvenenblutentnahme dar. Sie erlaubt eine zuverlässige Lokalisation, ist aber nur noch in seltenen Fällen erforderlich.

Therapie und Prognose

Therapie der Wahl ist bei aldosteronproduzierenden Adenomen und Karzinomen die unilaterale Adrenalektomie. Die Normalisierung oder Senkung des Blutdruckes tritt in den meisten Fällen ein; sie korreliert mit der Dauer der Erkrankung und der Schwere des präoperativen Hochdruckes. Daher ist eine frühzeitige Diagnostik mit Lokalisation der Läsion erstrebenswert. Ein anhaltender Erfolg ist durch eine unilaterale Adrenalektomie bei bilateraler Nebennierenrindenhyperplasie dagegen nicht zu erwarten. Hier ist der medikamentösen Therapie der Vorzug zu geben. Geeignete Antihypertensiva sind neben hohen Dosen von Spironolakton (200–400 mg/Tag) z. B. auch Kalziumantagonisten. Eine weitere Therapiemöglichkeit stellt der Enzymhemmer Trilostan dar [245]. Als kompetitiver Inhibitor der 3β-Hydroxysteroiddehydrogenase bewirkt Trilostan eine ausgeprägte Reduktion der Aldosteronsekretion. Eine suffiziente Blutdrucksenkung wird durch diesen Enzymhemmer sowohl beim unilateralen Adenom als auch bei der Nebennierenrindenhyperplasie erreicht, so daß man heute Patienten mit einem erhöhten Operationsrisiko bevorzugt medikamentös behandelt. Je nach Tumoraktivität wird Trilostan in Dosen von 120–600 mg/Tag gegeben. Gelegentlich kann jedoch eine persistierende Transaminasenerhöhung zum Abbruch der Medikation zwingen. Einige Patienten entwickelten eine leichte Diarrhoe, die aber in keinem Fall einen Therapieabbruch erforderte.

Die Prognose hängt maßgeblich vom Schweregrad und der Dauer der Hypertonie und somit vom Ausmaß der Endorganschädigung ab. Die Effizienz der operativen Therapie eines Adenoms korreliert mit der präoperativen Senkung des Blutdruckes unter Trilostan und Spironolakton. Oft ist eine reduzierte antihypertensive Therapie auch nach Entfernung eines Nebennierenrindenadenoms notwendig. Bilaterale Hyperplasien erfordern hingegen

noch zusätzlich eine lebenslange Therapie mit dem
Enzymhemmer Trilostan.

2.1.2 Primärer Hyperkortisolismus (Morbus Cushing)

Der Neurochirurg Harvey Cushing beschrieb 1932 erstmalig ein basophiles Hypophysenvorderlappenadenom. Pathophysiologisch steht dabei eine exzessive Sekretion des Steroidhormons Cortisol im Vordergrund, die vom iatrogenen Cushing Syndrom, das durch erhöhte exogene Cortisolzufuhr entsteht, unterschieden wird.

Bei dieser insgesamt selten vorkommenden Erkrankung unterscheidet man 3 Formen [157]:

1. Der Morbus Cushing beruht in 60–70 % der Fälle auf einer gesteigerten zentralen ACTH-Freisetzung, das aufgrund seiner corticotropen Wirkung zu einer adrenalen Hyperplasie führt. Histologisch handelt es sich dabei meist um ein basophiles Mikroadenom des Hypophysenvorderlappens. Eine CRF vermittelte Störung des hypothalamisch-hypophysären Regulationskreislaufes kann jedoch ebenfalls zu hypophysären Dysregulationen führen.
2. In 20 % der Fälle handelt es sich um ein sogenanntes primäres oder von der Nebenniere ausgehendes Cushing Syndrom. Die adrenal gesteigerte Hormonbiosynthese erfolgt dabei in einem autonomen Adenom, Karzinom oder auch sehr selten in einer bilateralen nodulären Hyperplasie der zona fasciculata der Nebenniere. Beim autonomen Adenom kommt es aufgrund der Supprimierung der zentralen ACTH-Produktion zu einer reversiblen Atrophie der kontralateralen Nebenniere. Dies wird durch den postoperativen Verlauf bestätigt.
3. Bronchialkarzinome (vorwiegend kleinzellige), Thymome und eine Reihe anderer Tumoren sind in der

Lage, ACTH-ähnliche Peptide im Rahmen eines para-
neoplastischen Syndroms ektop zu produzieren [18].

Klinik und Pathophysiologie

Charakteristisch für das Cushing Syndrom ist das äußer-
liche Erscheinungsbild des Patienten, das sich durch die
metabolische Wirkung des Steroidhormons erklärt. Die
Fettstoffwechselstörung äußert sich in einer Umverteilung
der Depotfette. Klinisch auffällig sind dadurch die Stammfettsucht, das Vollmondgesicht (Farbtafel 1) und der Büf-
felnacken.

Der Proteinkatabolismus führt zu einer Muskelatrophie
und dadurch zu schlanken Extremitäten. Bläulich-livide
Striae distensiae werden an Bauch, Gesäß und Armen
sichtbar (Farbtafel 1). Der Hypercortisolismus führt zu
einer ausgeprägten Steroidosteoporose (Abb. 5). Durch
vermehrte Freisetzung von Glukose und Eiweiß entsteht

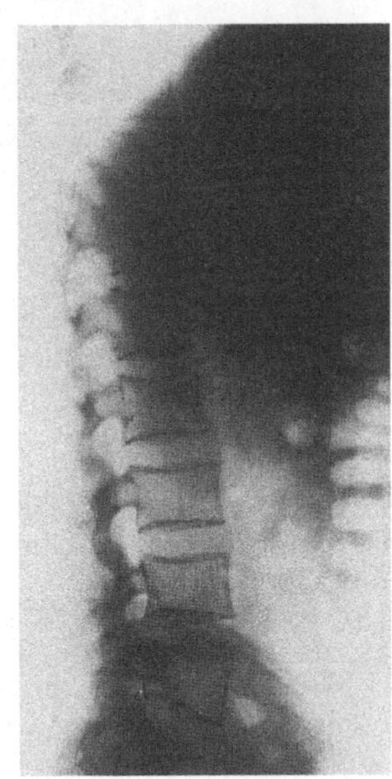

Abb. 5. Röntgenaufnahme der LWS
seitlich bei Pat. mit Cushing Syndrom:
typische Rahmenstruktur der Wirbel-
körper als Hinweis auf eine Steroidosteoporose

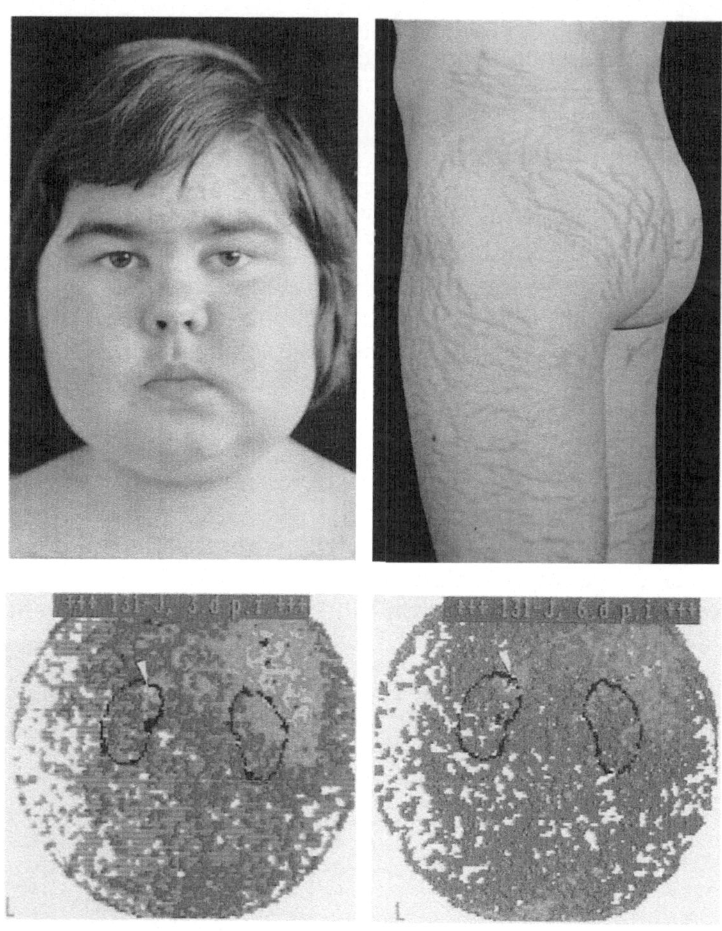

Farbtafel 1.

Oben: typisches klinisches Erscheinungsbild bei einer Patientin mit Cushing Syndrom: Vollmondgesicht sowie Striae an Bauch, Gesäß und Oberschenkeln.

Unten: In Projektion auf den linken oberen Nierenpol (Konturmarkierung) erkennt man 3 und 6 Tage nach Tracerinjektion eine umschriebene Anreicherung im Sinne eines Nebennierenrindenadenoms bei einer Pat. mit Cushing Syndrom (∇). Der szintigraphische Befund wurde operativ bestätigt

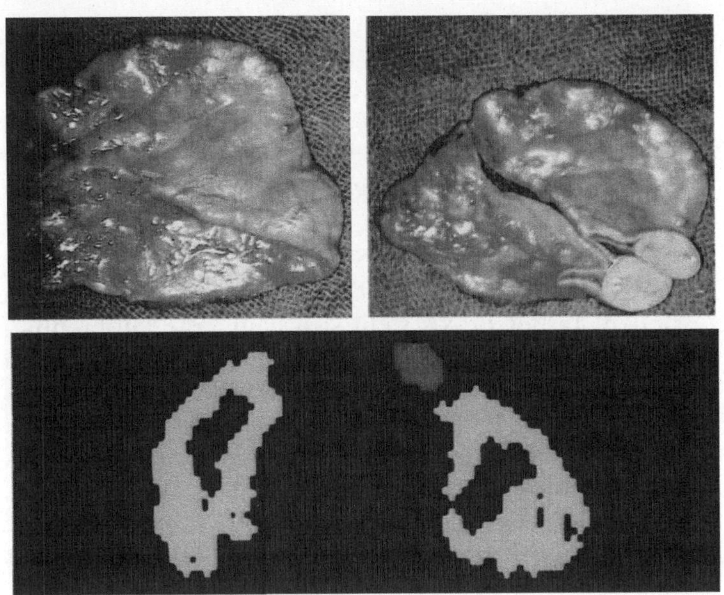

Farbtafel 2.
Im Szintigramm stellt sich ein rechtsseitiges Nebennierenrindenadenom bei primärem Aldosteronismus dar (unten, rot), das im Operationspräparat einen Durchmesser von 8 mm aufwies (oben)

eine diabetogene Stoffwechsellage. Der Cortisolexzess greift auch entscheidend in andere Hormonsysteme ein. So kann es bei Kindern aufgrund einer cortisolinduzierten Supprimierung der STH-Freisetzung zum Wachstumsstillstand kommen. Hemmung der Freisetzung der Gonadotropine führt bei Frauen zu Amenorrhoe und Libidoverlust, bei Männern zu Potenzstörungen und Oligospermie. Eine Hypokaliämie mit metabolischer Alkalose beim Cushing Syndrom weist auf einen gleichzeitigen Mineralokortikoidexzess hin. Dieser weckt den Verdacht eines Nebennierenkarzinoms, -adenoms oder auf eine ektope paraneoplastische Produktion von ACTH. Die erhöhte Neigung von Cushingpatienten zu petechialen Blutungen beruht auf einer cortisolinduzierten erhöhten Gefäßfragilität.

Diagnostik und Differentialdiagnostik

Die Diagnose des Cushing Syndroms ist im Vollbild der Erkrankung aufgrund des äußeren Aspektes des Patienten zu stellen. In der Praxis stellt sich häufig die Differential-diagnose zur Adipositas simplex. Hormonanalytisch erfolgt die Cortisolbestimmung radioimmunologisch aus dem Plasma. Die freie, nicht metabolisierte Cortisolmenge wird im 24-Stundensammelurin nachgewiesen. Da das Plasmacortisol starken circadianen Schwankungen unter-liegt, ist eine einmalige Plasmacortisolbestimmung wenig aussagekräftig. Weiterhin gibt es auch pulsatile Cushing Syndrome, die nur intermittierend eine pathologische Cor-tisolkonzentration aufweisen. Als Screening Test im Blut dient in der ärztlichen Praxis der Dexamethason-Kurztest: einmalige orale Gabe von 1 mg Dexamethason am Abend und Vergleich der Plasmacortisolwerte am Abend sowie am darauffolgenden Morgen. Plasmacortisolwerte am Morgen unter 2 µg/dl schließen ein Cushing Syndrom nahezu aus. Durch Streßsituationen finden sich bei diesem Test jedoch häufig falsch positive Ergebnisse [162].

Einen zuverlässigeren Suppressionstest stellt der kleine Dexamethasonhemmtest dar: über 2 Tage werden alle 6 Stunden je 0,5 mg Dexamethason eingenommen. Die Urincortisolausscheidung und das Plasmacortisoltagespro-fil werden mit denen der vorangegangenen Tage vergli-chen. Eine Suppression des Plasmacortisols um weniger als 50 % des Ausgangswertes ist verdächtig auf ein Cush-ing Syndrom [18].

Eine ätiopathologische Differenzierung zwischen zentra-lem und primärem Cushing Syndrom wird durch die radioimmunologische Bestimmung des ACTH möglich.

Normal bis leicht erhöhte ACTH-Spiegel bei stark erhöhtem Plasmacortisol charakterisieren den zentralen Morbus Cushing, mäßig bis exzessiv erhöhte ACTH-Produktion finden sich bei ektoper ACTH-Produktion. Supprimierte ACTH-Spiegel bei erhöhtem Plasmacortisol sind die klassische Konstellation des primären Cushing Syndroms. Für das Nebennierenrindenkarzinom sind erhöhte Androgenspiegel charakteristisch.

Lokalisationsdiagnostik

Wichtigste lokalisationsdiagnostische Verfahren zur Unterscheidung hypophysär-hypothalamischer und primär adrenaler Form des Cushing Syndroms sind die Computertomographie und das NMR der Hypophyse und der Nebennieren sowie in seltenen Fällen die Nebennierenrindenszintigraphie [11, 18, 157]. Zur Differenzierung zwischen Adenomen und der Hyperplasie eignet sich derzeit am besten die Computertomographie. Große Hypophysentumoren können durch eine Ballonierung der Sella turcica und bei supra- und parasellärem Wachstum zu Gesichtsfeldausfällen führen. Die szintigraphische Darstellung des Nebennierenrindenkarzinoms ist wegen der ungünstigen Relation zwischen Nuklidspeicherung und Tumormasse oft unergiebig. Die Karzinome sind, wenn sie bereits ein Cushing Syndrom verursachen, meist auch sonographisch nachweisbar.

Therapie und Prognose

Die mittlere 5-Jahresüberlebenszeit ist bei allen unbehandelten Cushing Syndromen etwa 50 %. Je nach der Lokalisation ist eine Operation der Hypophyse oder Nebenniere indiziert. ACTH produzierende Hypophysenadenome werden möglichst selektiv transsphenoidal mit mikrochirurgischen Techniken entfernt. Bei supra- und parasellärer Lage des Tumors ist eine Kraniotomie über einen transparietalen Zugang erforderlich. Die Adrenalektomie ist Therapie der Wahl bei der sehr seltenen adenomatösen primären Hyperplasie der Nebennieren. Postoperativ ist dann eine lebenslange Steroidsubstitution erforderlich. In 20–30 % entwickeln diese Patienten ein ACTH-produzierendes Hypophysenadenom mit Hyperpigmentation der Haut (sogen. Nelson Tumor) [172]. Einseitige Nebennierenrindenadenome und -karzinome werden durch die einseitige Adrenalektomie entfernt. Postoperativ ist eine vorübergehende ausschleichende Cortisolsubstitution erforderlich, bis sich die zuvor durch den Tumor supprimierte Cortisolsynthese der kontralateralen Nebennierenrinde normalisiert hat.

Inoperable Nebennierenkarzinome werden medikamentös mit op'DDD (Mitotane), Aminogluthetimid behandelt. Op'DDD hat eine selektive adrenotoxische Wirkung, die sich auch auf hormonaktive Nebennierenkarzinome und deren Metastasen erstreckt. Die Gefahr der Überdosierung ist bei diesen Medikamenten hoch. Zur Verhinderung einer Addisonkrise ist gleichzeitig eine Cortisolsubstitution erforderlich [18].

2.1.3 Adrenogenitales Syndrom

Pathogenetisch beruht das adrenogenitale Syndrom auf einem genetisch determinierten Enzymdefekt in der Cortisolbiosynthese. Dadurch wird der Regelkreis zwischen der Nebennierenrinde und dem Hypothalamus im Sinne eines negativen feed-back Mechanismus beeinflußt. Die ACTH-Ausschüttung steigt und führt zu einer pathologischen Stimulation des Nebennierenrindenstoffwechsels und zu einer bilateralen Nebennierenrindenhyperplasie. Die Steroidvorstufen werden vornehmlich zu 17-Ketosteroiden, die androgene Wirkung haben, metabolisiert.

Klinik und Pathophysiologie

Die klinische Symptomatik hängt ab vom Zeitpunkt der
Manifestation des Enzymdefektes und dem Geschlecht des
Patienten. Bei Mädchen führt die erhöhte Androgenwirkung zum Pseudohermaphroditismus femininus. Die Art
der Virilisierung läßt in etwa den Zeitpunkt der erhöhten
Androgenwirkung abschätzen. Der erhöhte Androgenspiegel während der Embryogenese führt zur Ausbildung
eines Phallus, zur Fusion der Labien und zur Klitorishy-
pertrophie. Störungen in der Adoleszenz zeigen sich im
maskulinen Habitus, tiefer Stimme, Atrophie der Mam-
mae und Amenorrhoe. Die anabole Wirkung der Androgene beschleunigen den Abschluß des Wachstumsprozes-
ses; durch einen vorzeitigen Epiphysenschluß bleiben die
Kinder hinsichtlich der Körpergröße hinter Kindern der
gleichen Altersstufe zurück. Die mineralocorticoide Wirkung der Ketosteroide führt zum Hypertonus und zur
Hypokaliämie.

Diagnostik und Differentialdiagnostik

Entsprechende klinische Symptomatologie, äußerer Habitus und erhöhte 17-Ketosteroide im Urin lassen eine
sichere Diagnose zu. Differentialdiagnostisch müssen
hauptsächlich neoplastische Prozesse sowie andere hormonaktive Prozesse der Nebennierenrinde ausgeschlossen
werden.

Therapie und Prognose

Therapie der Wahl ist die lebenslange Gabe von Cortisol,
die durch die Supprimierung der ACTH-Ausschüttung die
pathologisch gesteigerte Androgensynthese herabsetzt. Sie
ist gleichzeitig eine Substitutionstherapie der unzureichend

gebildeten Steroide. Bei frühzeitiger Therapie können im Idealfall Hirsutismus und Virilisierung verhindert und eine normale weibliche Entwicklung erwartet werden [172].

2.1.4 Nebennierenrindeninsuffizienz

Im Gegensatz zum Nebennierenmarkausfall stellt die Insuffizienz der Nebennierenrinde eine lebensbedrohliche Erkrankung dar. Je nach Krankheitsverlauf kann sie akut oder chronisch ablaufen.

Pathogenetisch kommt in 60 % der Fälle eine Adrenalitis im Rahmen einer Autoimmunerkrankung als Ursache in Frage. Klinische Manifestationen zeigen sich erst, wenn mehr als 9/10 des Organpaares betroffen sind. Differentialdiagnostisch muß auch an eine Nebennierentuberkulose, an Metastasen und hämorrhagische Tumornekrosen gedacht werden. Auch eine angeborene Nebenniereninsuffizienz und Organhypoplasien sind beschrieben worden. Ursache der sekundären Nebennierenrindeninsuffizienz ist der hypophysär bedingte Ausfall der ACTH-Produktion.

Klinik und Pathophysiologie

Leistungsschwäche, Müdigkeit, Anorexie, Gewichtsabnahme, Übelkeit, Erbrechen, Hypotonie und Hyperpigmentation insbesondere der Handinnenlinien sind die Hauptsymptome der Nebennierenrindeninsuffizienz. Der Mangel an Mineralokortikoiden führt zum Natriumverlust bei gleichzeitiger Kaliumretention. Patienten mit chronischer Nebennierenrindeninsuffizienz können durch banale Infekte dekompensieren und eine Addisonkrise entwickeln. Die sekundäre Nebennierenrindeninsuffizienz beruht auf einer Hypophysenvorderlappeninsuffizienz. Dabei sind auch andere endokrinaktive Organe wie die Schilddrüse und die Gonaden betroffen. Die iatrogen verursachte

Addisonkrise, die durch das abrupte Absetzen von Keto-
steroiden nach einer Langzeittherapie induziert wird, ist
auch der sekundären Nebennierenrindeninsuffizienz zuzu-
rechnen.

Diagnose und Differentialdiagnose

Laborchemisch sind auffallend die Hyponatriämie ($<$ 130
mmol), kombiniert mit einer metabolischen Azidose und
einer Hyperkaliämie ($>$ 5,5 mmol). Zur ätiopathologi-
schen Differenzierung hilft die Bestimmung des ACTH,
das bei der Hypophysenvorderlappeninsuffizienz deutlich
erniedrigt ist und daher auch zum sogenannten weißen
Addison Syndrom führt.

Therapie

Therapie der Wahl stellt die ausreichende Hormonsubsti-
tution mit täglich 0,1 mg Fluorocortison (bei in der Regel
35–40 mg benötigtem Cortisol) dar. Eine Normalisierung
von Elektrolyten und Blutdruck weisen auf eine adäquate
Substitutionstherapie hin. Besondere Streßsituationen
(Infektionen, Operation u. ä.) erfordern gelegentlich eine
Dosiserhöhung [172].

2.2 Nebennierenmark

Aufgrund der Entwicklung aus embryonalem Gewebe verursachen die neuroendokrinen Tumoren in Abhängigkeit
von ihrer Lokalisation und ihrer Differenzierung unterschiedliche Symptome (Schema 2 und Tabelle 2). Viele
dieser Tumoren sind stoffwechselaktiv und weisen elektro-
nenmikroskopisch die typischen Speichergranula im Cyto-
plasma auf. Die Tumoren unterscheiden sich hinsichtlich

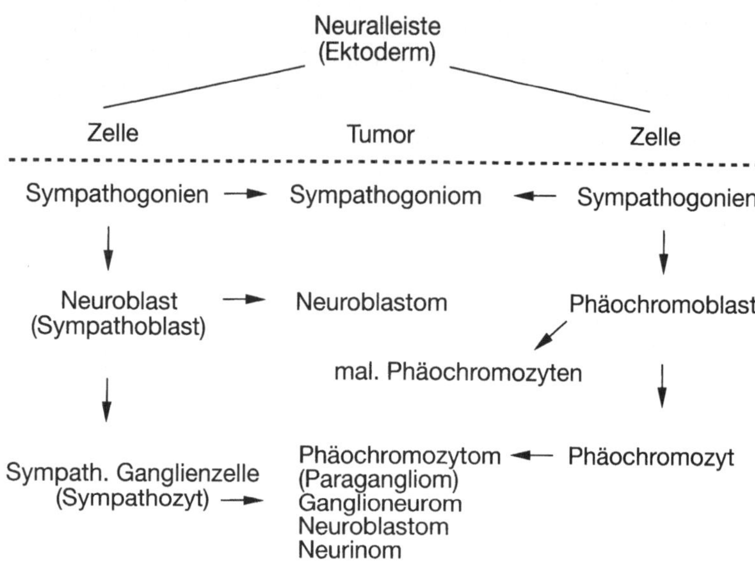

Schema 2. Neuroendokrine Tumoren und ihre Beziehung zu der Zellentwicklung

Tabelle 2. Neuroendokrine Tumoren

– Phäochromozytom	– Merkelzelltumor
– Neuroblastom	– Schwannom
– Carcinoid	– Neurofibromatose
– medulläres Schilddrüsenkarzinom	– Aesthesioneurom
– Paragangliom	– Retinoblastom
– Chemodektom	– Inselzelltumor
– kleinzelliges Bronchialkarzinom	– Melanom
– Ganglioneurom	

der Synthese verschiedener DOPA-Metaboliten, die im Serum und Urin nachgewiesen werden können. Dabei kann das Ausmaß sowie die Verteilung der nachgewiesenen Metaboliten entscheidend für die Prognose der Erkrankung sein.

2.2.1 Das Phäochromozytom

1927 beschrieb Charles Mayo erstmals die erfolgreiche Operation eines Phäochromozytoms mit postoperativer Blutdrucknormalisierung. Phäochromozytome sind neuroektodermale Tumoren des sympathoadrenalen Systems. Der Tumor stammt zu 90 % aus dem Nebennierenmark. Bei extraadrenalem Vorkommen spricht man von Paragangliomen. Tumoren dieses Systems produzieren die Katecholamine Dopamin, Adrenalin und Noradrenalin [18]. Bei den malignen Formen des Phäochromozytoms sowie den meist bei Kindern vorkommenden Neuroblastomen wird je nach Differenzierungsgrad vor allem eine vermehrte Sekretion von Dopamin beobachtet. 0,1–0,5 % aller Hypertonien sind auf ein Phäochromozytom zurückzuführen. Der Altersgipfel liegt zwischen der 4. bis 5. Lebensdekade. Phäochromozytome treten gehäuft bei multiplen endokrinen Neoplasien (MEN) Typ 2a und 2b auf [145]. Ferner wird eine erhöhte Prävalenz bei den Phakomatosen wie der Neurofibromatose Typ 1, der v. Hippel Lindauschen Krankheit, der tuberösen Sklerose und dem Sturge Weber Syndrom beobachtet.

Klinik und Pathophysiologie

Hypertonie, Schweißausbrüche, Kopfschmerzen und Gesichtsblässe sind Leitsymptome des Phäochromozytoms. Dabei unterscheidet man die paroxysmale von der persistierenden Erscheinungsform des Phäochromozytoms. Diese Symptome sind Effekte des Katecholaminexzesses auf das Herz-Kreislauf-System. Adrenalin steigert den Blutdruck über eine Zunahme der Herzfrequenz, und des Herzminutenvolumens. Noradrenalin bewirkt eine Erhöhung des Blutdruckes durch eine Steigerung des peripheren Gefäßwiderstandes; die Herzfrequenz wird reflektorisch gesenkt. Beide Katecholamine regen die Schweißsekretion an und erzeugen eine Verengung der Hautgefäße. Adrenalin greift in zahlreiche Stoffwechselprozesse ein, wobei die Hemmung der Insulinsekretion und die erhöhte Glykogenolyse am wichtigsten sind. Auffallend ist auch der erhöhte Serumcholesterinspiegel (> 450 mg/dl), sowie das gehäufte Auftreten von einer Cholecystolithiasis (bis zu 30 %).

Diagnostik und Differentialdiagnose

Phäochromozytome werden meist im Rahmen der gezielten Hypertoniediagnostik gefunden. Bluthochdruck, zumindest anfallsweise, besteht fast immer. Er ist auffallend therapieresistent und zeigt auf einige Antihypertensiva wie z.B. β-Blocker eine paradoxe Steigerung. Die exzessive Katecholaminausschüttung ist durch die Adrenalin- und Noradrenalinbestimmung im Urin und Plasma nachweisbar. Die Plasmaproben müssen unter exakt definierten Bedingungen gewonnen werden. Der Patient muß 12 Stunden nüchtern sein, die Blutentnahme erfolgt dann am liegenden Patienten über eine Kanüle etwa 30 min nach Venenpunktion, um eine Beeinflussung der Hormonspiegel durch den Streß bei der Punktion zu vermeiden. Zur Bestimmung der Katecholamine im Urin muß dieser wegen der pH- und Lichtinstabilität der Hormone angesäuert und abgedunkelt aufbewahrt werden.

Die Sammelperioden sollten sich über einen längeren Zeitraum erstrecken. Bei der paroxysmalen Form empfiehlt sich der Beginn der Sammelperiode im Anfall. Gewisse Katecholaminmuster lassen Rückschlüsse auf die Tumorlokalisation zu. So weist ein hoher Adrenalinspiegel zu 98 % auf ein intraadrenales Tumorwachstum hin.

Zur Lokalisation des Phäochromozytoms bieten sich heute neben der nuklearmedizinischen Methode die Com-

putertomographie, das NMR und die Sonographie an,
wobei die Methode der Wahl heute die Szintigraphie ist
[37, 38, 48, 205, 237].

2.2.2 Das Neuroblastom

Das Neuroblastom ist ein Tumor des peripheren Nervensystems und ist der häufigste extrakranielle solide Tumor im Kindesalter. Etwa 1/3 der Kinder über einem Jahr weist bereits bei der Diagnosestellung eine Metastasierung auf.

Laborchemisch findet sich typischerweise eine erhöhte Vanillinmandelsäureausscheidung. Primärtumor sowie Metastasen lassen sich szintigraphisch und computertomographisch, ein intraabdomineller Primärtumor auch sonographisch lokalisieren.

3 Nuklearmedizinische Diagnostik

Nach klinischer und laborchemischer Diagnose einer endokrinen Störung im Bereich der Nebennierenrinde oder ihrer Beteiligung an einer Endokrinopathie steht der behandelnde Arzt vor dem Problem der Aufdeckung der Ätiologie der abnormalen Hormonproduktion und ihrer genauen Lokalisation.

Adrenocorticale Erkrankungen können unilateral oder bilateral sein; benigne oder maligne Prozesse können von einer Nebennierenzellschicht ausgehen oder mehrere betreffen. Es kann sich um eine autonome oder eine sekundäre hormonelle Störung handeln.

Nach ersten autoradiographischen Untersuchungen [8] wurde für die Nebennierenrindenszintigraphie 131-I-Stigmasterol verwendet [165]. Die Bildqualität, die bei einem relativ günstigen Nebennierenrinden/Leber/Quotienten erreicht wurde, war relativ gut. Gleichzeitig wurde beobachtet, daß es bei Untersuchungen über den Einbau von 131-I-Cholesterin in die Gefäßwand von hypertonen Tieren bei Gewebemessungen auch zu einer Anreicherung dieser Substanz in den Nebennieren kam. Der Nebennierenrinden/Leber/Quotient war jedoch ungünstiger als beim 131-I-Stigmasterol, allerdings waren bei diesen Versuchen nur Kurzzeitmessungen über 24 Stunden durchgeführt worden [165]. Der Durchbruch gelang mit der Markierung von 19-Iodocholesterol [46]. Die tierexperimentellen Ergebnisse konnten von Beierwaltes et al. [21] bestätigt werden, der diese Substanz erstmals für einen positiven szintigraphischen Nachweis der Nebennierenrinde einsetzte. Eine günstigere Gewebeverteilung ergab sich bei der Markierung von 6β-methyl-19-norcholest-5(10)en-3β-ol, der Verbindung die heute in der 131-Jod oder 75-Selen-Markierung überwiegend eingesetzt wird für die Nebennierenrindenszintigraphie.

Diese Substanz zeigte bei einer Markierung mit radioaktivem Jod eine geringere in vivo-Dejodination bei gleichzeitig höherer Affinität zur Nebennierenrinde und einem günstigeren Nebennierenrinden/Gewebeuntergrund/Quotienten im Vergleich zum 131-I-Cholesterol.

Untersuchungen von 75-Selen-markierten Cholesterinderivaten ergaben eine hohe Nebennierenrindenanreicherung. Gleichzeitig fand sich auch ein Anteil des Tracers im Nebennierenmark, eine Differenzierung dieser beiden Organteile war szintigraphisch jedoch nicht möglich. Mehrere Arbeitsgruppen zeigten die Verwendungsmöglichkeit dieses Tracers für die Diagnostik von Nebennierenrindenprozessen auf [36, 49, 190, 235]. Dabei wird besonders die Stabilität des markierten Komplexes sowie die für die Kcamerauntersuchung günstigere Energie des 75-Selen (136 keV) hervorgehoben. Der Nebennierenrindenuptake liegt unwesentlich über dem von entsprechenden 131-Jod-Cholesterinderivaten.

Die nuklearmedizinische Lokalisationsdiagnostik von katecholaminproduzierenden Tumoren hatte lange Zeit wegen des Fehlens eines spezifischen Radiopharmakons nur eine eingeschränkte Bedeutung. 1967 wurde erstmals eine Anreicherung von 14-C-markiertem Adrenalin und seiner Vorstufen im Nebennierenmark nachgewiesen [160]. Während 14-C-Dopamin sich auch im Phäochromozytom anreicherte [5], war der Uptake von 125-I-markierten Verbindungen für die szintigraphische Darstellung des Nebennierenmarks zu niedrig [106]. 1977 wurde dann die Jodmarkierung von Bretyliumanalogen beschrieben [129], die in Abhängigkeit von der Stellung des Jodatoms

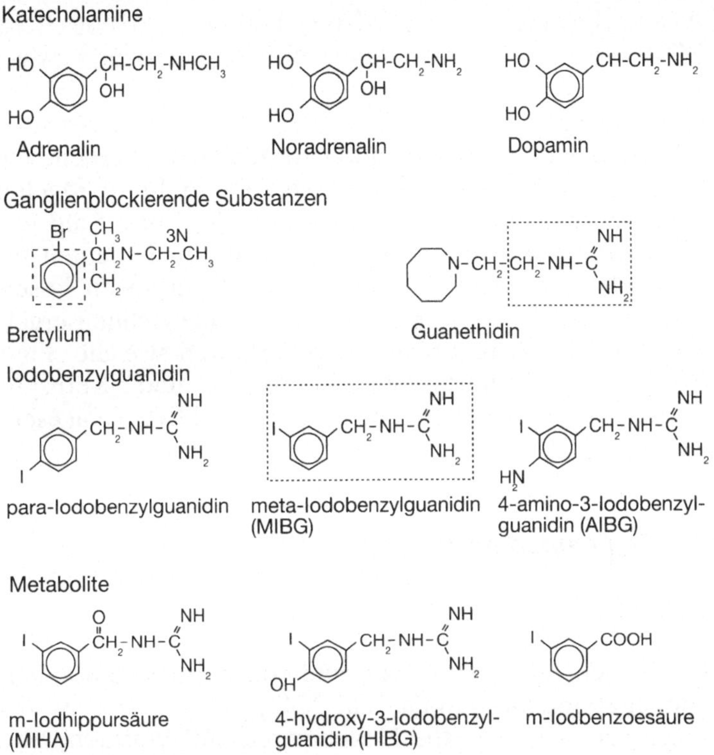

Katecholamine

Adrenalin   Noradrenalin   Dopamin

Ganglienblockierende Substanzen

Bretylium   Guanethidin

Iodobenzylguanidin

para-Iodobenzylguanidin   meta-Iodobenzylguanidin (MIBG)   4-amino-3-Iodobenzyl-guanidin (AIBG)

Metabolite

m-Iodhippursäure (MIHA)   4-hydroxy-3-Iodobenzyl-guanidin (HIBG)   m-Iodbenzoesäure

Abb. 6. Chemische Strukturformeln der wichtigsten Verbindungen der Katecholamine und Analoga

(ortho- oder para-Stellung) eine Affinität zum Myokard oder Nebennierenmark aufwiesen (Abb. 6).

Wieland und Mitarbeiter [242, 244] verwendeten zunächst Benzylmethylammonium und später 131-I-markiertes Benzylguanidin, von dem sie hohe Konzentrationen im Nebennierenmark nachweisen konnten, für szintigraphische Untersuchungen. Metaiodobenzylguanidin (MIBG) ist ein Analog von Noradrenalin und Guanethidin und unterliegt einem ähnlichen Aufnahme-, Speicher- und Freisetzungsmechanismus wie Noradrenalin. 131-I-metaiodobenzylguanidin (131-I-MIBG) und sein Analog 123-I-MIBG spielen eine bedeutende Rolle in der nichtinvasiven Lokalisation des Phäochromozytoms, Neuroblastoms sowie einer Reihe von katecholaminproduzierenden Tumoren, die zu den Apudomen gerechnet werden. Die Möglichkeit der positiven Identifikation und funktionellen Charakterisierung solcher Läsionen hat die Zahl der nuklearmedizinischen Untersuchungen von Patienten mit Verdacht auf solche Läsionen deutlich ansteigen lassen. Geleitet durch das szintigraphische Untersuchungsergebnis können andere Lokalisationsverfahren wie die Sonographie, Computertomographie (CT) und Kernspin-Tomographie gezielter und damit effektiver eingesetzt werden.

3.1 Nebennierenrinde

3.1.1 Einleitung

Die Nebennierenrinde stellt eine einzigartige funktionelle und anatomische Einheit dar [143]. Cholesterol ist der Precursor, aus dem alle Nebennierenrindenhormone entstehen, die von den drei Schichten sezerniert werden (s. Abb. 4). Der Kontrollmechanismus der hormonellen Sekretion ist für jede einzelne Schicht unabhängig. Die Zona glomerulosa, die äußerste Schicht, synthetisiert das Hormon zur Salz- und Wasserbilanz, das Aldosteron [173]. Aldosteron wird in Abhängigkeit von einer Verminderung des Plasmavolumens oder der Serumnatriumkonzentration oder einem Anstieg der Serumkaliumspiegel reguliert [10]. Hierbei handelt es sich um einen komplexen Mechanismus, der unter Einbeziehung der Nieren, Lunge und Nebennierenrinde die Aldosteronsekretion steuert und als Renin-Angiotensin-Aldosteron-System (RAS) bezeichnet wird [170]. Renin wird als Polypeptidhormon vom juxtaglomerulären Apparat der Nieren sezerniert.

Die JGA-Zellen stehen in einer engen Beziehung zu den afferenten glomerulären Arteriolen, der Macula densa. Dieser Komplex fungiert als ein „Sensor" der renalen Perfusion und der glomerulären Filtration, die über die Reninausschüttung gesteuert werden. Renin beeinflußt die Konversion von Angiotensinogen in Angiotensin I (ein Decapeptid) und in Angiotensin II (ein Octapeptid) in der Lunge und im zirkulierenden Plasma durch das Converting Enzym. Angiotensin II stimuliert dann die Zellen der Zona glomerulosa zur Sekretion von Aldosteron [134, 141, 170, 213].

Die Zona fasciculata und die Zona reticularis, die inneren Schichten der Nebennierenrinde synthetisieren und sezernieren Cortisol und Androgene, Dehydroepiandrosteron und Androstendion [173]. Cortisol, das wichtigste Glucocorticoidhormon des Menschen wird durch die Zellen der Zona fasciculata synthetisiert und hat vielfältige Einflüsse auf den Metabolismus des Körpers. Die adrenalen Androgene werden in der Zona reticularis gebildet und sind in erster Linie für die sekundären Geschlechtsmerkmale der Frau verantwortlich [173]. Adrenale Androgene sowie Cortisol werden über die hypothalamisch-hypophysäre Achse kontrolliert. Der hypothalamische Corticotropin Releasing Factor (CRF) stimuliert die Sekretion des adrenocorticotropen Hormons (ACTH), das die Sekretion von Cortisol und Androgenen aus der Nebennierenrinde steuert [171]. Die Cortisol- und Androgensekretion wird über einen negativen Feed-Back-Mechanismus in Verbindung mit Hypothalamus, Hypophyse und Nebennierenrinde kontrolliert [202].

Ein Anstieg der Plasmacortisolspiegel führt zu einer Erniedrigung von CRF, ACTH sowie der Cortisol- und Androgensekretion [171]. Laborchemische Teste der Zona fasciculata und reticularis basieren primär auf der Beziehung von ACTH zum Plasmacortisol. Eine exogene Cortisolzufuhr führt zu einer Suppression von ACTH, Cortisol und Androgenen. Dagegen führt eine Gabe von ACTH zu einer Erhöhung der Cortisol- und Androgensekretion. Eine Blockierung der 11β-Hydroxylase durch Metapyron führt zu einer Verringerung der Cortisolsynthese und ACTH-Ausschüttung, während die in der Synthese vorangegangenen Metaboliten (11-Desoxycortisol) ansteigen [142].

ACTH und 11-Desoxycortisolspiegel im Plasma oder 17-Hydroxysteroid können im Urin gemessen werden und durch einen Anstieg dieser Parameter nach Metyrapongabe einen Hinweis für die funktionelle Integrität des Steuersystems geben [83, 142].

Adrenocorticale Szintigraphie

Szintigraphische Untersuchungen der Nebennierenrinde ermöglichen sowohl funktionelle als auch morphologische Informationen über die Nebennieren, was mit keinem anderen bildgebenden Verfahren möglich ist, obwohl bei diesen (CT, Ultraschall und Kernspintomographie) das Auflösungsvermögen besser ist. Diese Verfahren geben nur Informationen über morphologische Veränderungen wieder. Das räumliche Auflösungsvermögen beträgt unter idealen Bedingungen beim CT 3–5 mm, beim Ultraschall und NMR etwa 10 mm. Artefakte durch Atembewegungen oder Darmgas sowie fehlendes Fett, narbige Veränderungen durch vorangegangene Operationen oder Metall (Clips) im Untersuchungsgebiet können das Untersuchungsergebnis bei diesen Verfahren negativ beeinflussen [139, 158].

Radiologische interventionelle Eingriffe wie Arteriographie, Phlebographie oder fraktionierte Venenblutentnahme ermöglichen zwar detaillierte Darstellungen der Gefäßanatomie bzw. exakte Bestimmungen der Nebennierenrindenhormonwerte in bestimmten Gefäßabschnitten, sie erfordern jedoch vom Untersucher viel Geschick und Erfahrung und sind mit einer Vielzahl von Komplikatio-

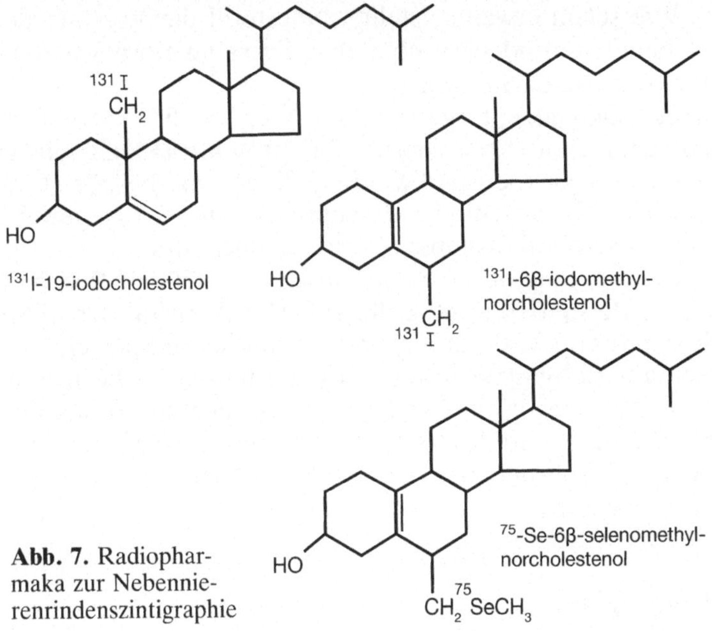

^{131}I-19-iodocholestenol

^{131}I-6β-iodomethyl-norcholestenol

^{75}-Se-6β-selenomethyl-norcholestenol

Abb. 7. Radiopharmaka zur Nebennierenrindenszintigraphie

nen wie Kontrastmittelunverträglichkeiten, hypertensiven Krisen, Nebennniereninfarkten mit Nekrosen oder Gefäßrupturen und Venenthrombosen behaftet [19, 159].

Radiopharmaka

Für die Szintigraphie der Nebennierenrinde wurde anfangs die Vorstufe der Rindenhormone, das Cholesterol nach einer 131-Jod-Markierung (131-I-19-iodocholesterol) verwendet. Während der Synthese dieses Radiopharmazeutikums entsteht das 6β-methyl-norcholestenol, das in der 131-Jod oder 75-Selen-Markierung eine 5- bis 50fach höhere Affinität zur Nebennierenrinde aufwies als das 19-Cholesterol und heute als Substanz der Wahl für die Nebennierenrindenszintigraphie gilt [16, 181, 227] (Abb. 7).

Wie schon erwähnt, stellt Cholesterol die Vorstufe der Nebennierenrindenhormone dar. Diese im Körper ubiquitär vorhandene Substanz wird aus dem zirkulierenden Blut über einen rezeptorgesteuerten Weg in die Nebenniere aufgenommen. Low density Lipoproteine (LDL), die in der Leber synthetisiert werden, dienen hierbei als „Carrier" [108]. Spezifische Rezeptoren am Erfolgsgewebe erkennen diese Komplexe und nehmen das Cholesterol nach Kopplung an einen spezifischen zellulären Rezeptor (LDL-Rezeptor) in die Zelle auf. Die Aktivität der LDL-Rezeptoren wird durch den Cholesterin-Spiegel, die intraadrenal gespeicherten Cholesterinester sowie trophische Substanzen kontrolliert. Nach der intrazellulären Speicherung wird das Cholesterin verestert und stellt dann die Grundsubstanz der verschiedenen Nebennierenrindenhormone dar.

Traceruptake

Die Tracer zur Nebennierenrindenszintigraphie nutzen den vorbeschriebenen Mechanismus der spezifischen, LDL-Rezeptor-abhängigen sowie der unspezifischen Cholesterinspeicherung [148, 149]. Eine Suppression dieses Speichermechanismus oder eine ausgeprägte Tracerverdünnung infolge einer Hypercholesterinämie können zu einer fehlenden Darstellung der Nebennierenrinde führen [84, 234]. Bei Untersuchungen an Normalpersonen sowie Patienten mit einer Hypercholesterinämie zeigt sich ein umgekehrtes Verhältnis des Speicherspiegels [233]. Unabhängig von dem für die Markierung verwendeten Nuklid wird der Tracer intrazellulär in dem Cholesterinesterspeicherpool der Nebennierenrinde gespeichert [101, 149]. Nach der Veresterung erscheint der Tracer in keiner nennenswerten Menge im Blut als radioaktivmarkierte Form der Nebennierenrindenhormone [149]. Für die klinische Anwendung haben sich für die Nebennierenrindenszintigraphie 131-I-6β-iodomethyl- oder 75-Se-6β-selenomethyl-norcholestenol als besonders geeignet erwiesen [181, 190, 191]. Die adrenocortikale Speicherung erfolgt sehr langsam.

Biokinetik

Die Nebennierenrinde enthält die höchste Konzentration an Cholesterin von allen Körpergeweben. Es wird überwiegend aus der Blutbahn entnommen und nur zu einem kleinen Teil in der Nebennierenrinde synthetisiert. Nach der intravenösen Injektion der 75-Se- oder 131-I-markierten Cholesterinderivate kommt es in den ersten 2–3 Tagen zu einer mehr diffusen Verteilung im gesamten Körper mit den höchsten Konzentrationen im Blut, in der Leber, im Intestinum und in den Nebennieren. Im Blut ist eine Bindung an Plasmaproteinen sowie eine Speicherung in den Erythrozyten nachweisbar, während die hohe Leberaktivität auf eine mechanische Phagozytose oder einen Metabolismus im RES zurückzuführen ist.

Etwa 30 % der injizierten Dosis zirkuliert nach 24 Stunden noch im Blut. Danach werden 18 % mit einer Halbwertszeit von 1,8 Tagen, 11 % mit einer HWZ von 3,6 Tagen und 1 % mit einer HWZ von 72 Tagen geklärt [231a]. In tierexperimentellen Studien fanden sich bei Ratten Konzentrationen von 6,7 % der injizierten Dosis/g Nebennierenrindengewebe 4 Tage p. i. Diese Konzentrationen blieben bis zum 20. Tag erhalten. Die Aktivitätskonzentrationen in den Ovarien waren bis zum 4. Tag vergleichbar hoch, fielen bis zum 20. Tag p. i. jedoch auf 1/3 ab. Bei anderen Versuchstieren (Kaninchen, Hunden) waren die Verhältnisse Nebennieren/Ovarien auch in der Frühphase günstiger. Die Ausscheidung der nicht adrenocortical gespeicherten Substanz erfolgt weitgehend unverändert über das hepatobiliäre System in den Darm. Die Ganzkörperclearance zeigt einen biexponentiellen Verlauf: 60 %

der injizierten Substanzmenge hat eine effektive HWZ von 6 Tagen, 40% von 114 Tagen [182]. Beim Menschen beträgt die Ausscheidung über den Darm 50% der injizierten Dosis in 12 Tagen, während über die Nieren weniger als 1% pro Tag ausgeschieden werden.

Die maximale Konzentration in der normalen Nebennierenrinde beträgt 0,15–0,3% der injizierten Dosis, bei einer bilateralen Hyperplasie oder Adenomen 0,5–2,5% und bei einer Hypophyseninsuffizienz < 0,15%. Es findet sich eine deutliche Abhängigkeit zwischen Speicherung und hormonaler Aktivität des Organes. Langzeitmessungen haben für die Nebennierenrinde eine effektive Halbwertszeit von 40–100 Tagen ergeben. Bei etwa 2/3 der Normalpatienten stellt sich die rechte Nebennierenrinde etwas größer dar als die linke. In etwa 43% ist der Uptake rechts höher als links. Dies ist wahrscheinlich methodisch bedingt und kann durch die anatomische Lage erklärt werden, wodurch bei der Szintigraphie die rechte Nebennierenrinde in der dorsalen Projektion detektornäher ist.

Die Tracerspeicherung in der Nebennierenrinde kann durch eine Vielzahl von Faktoren oder Medikamenten beeinflußt werden (Tabelle 3a) [96]. Einige dieser Substanzen werden bei der Untersuchung genutzt, um die Ergebnisse der Szintigraphie sicherer zu machen und eine Differenzierung zwischen unilateralen und bilateralen Prozessen zu ermöglichen. Die Dexamethasonsuppression der ACTH-Sekretion ist ein wichtiges pharmakologisches Verfahren für eine solche Differenzierung beim primären Aldosteronismus oder Hyperandrogenismus [40, 96]. Ebenso können diätetische oder medikamentöse Veränderungen der Salzbilanz den Traceruptake verändern. Auch Veränderungen des Cholesterinmetabolismus durch Enzymdefekte innerhalb der Nebennierenrinde haben einen Einfluß auf die Tracerspeicherung [149, 196, 234]. Eine erfolgreiche Szintigraphie der Nebennierenrinde sowie die Interpretation der Ergebnisse ist daher abhängig von der genauen Kenntnis der Medikamentenanamnese

Tabelle 3a. Faktoren, die die adrenokortikale Funktion und Szintigraphie beeinflussen

	Effekt	Mechanismus	Untersuchungsergebnis
Nebennierenrinde			
Zona fasciculata-reticularis			
Adrenocorticoide:	↓ Cortisol	↓ CRF	↓ Uptake
Dexamethason	↓ Androgene	↓ ACTH	↓ Uptake
Metabolismus Inhibitoren:			
Aminoglutethimid	↓ Cortisol-synthese		
Metyrapon	↑ adren. Cholesterinaufnahme	↑ ACTH	↑ Uptake
Op' DDD	↓ Cortisol-ACTH	adreno-hypophysäre Suppression	↓ Uptake
exogenes ACTH	direkte Nebennieren-stimulation		↑ Uptake
Zona glomerulosa			
Antihypertensiva:			
Propranolol	↓ Plasmarenin-aktivität	β-Rezeptor-blockade	↓ Uptake
Antagonisten:			
Spironolakton	↓ Aldosteron	Nebennieren-suppression	↓ Uptake (?)
Diuretika	↓ Serumnatrium ↓ Plasmavolumen	↑ Plasmarenin-aktivität	↑ Uptake
orale Kontrazeptiva	↑ Plasmarenin-aktivität	↑ Cortisol-sekretion	↑ Uptake
excessive Salzaufnahme	↓ Aldosteron	↓ Plasmarenin-aktivität	↓ Uptake
Allgemein			
Cholesterinsenkende Medikamente	↓ Serum-cholesterin	(?) Cholesterinpool	↑ Uptake
4-Aminopyrazolo-pyrimidin	↓ Serum-cholesterin	↑ LDL-Rezeptoraktivität	↑ Uptake
Hypercholesterin-ämie	↑ Serum-cholesterin	(?) Cholesterinpool	↓ Uptake

bzw. therapeutischer Maßnahmen (Operationen, Strahlentherapie) vor oder während der Untersuchung.

Dosimetrie

Die Strahlenexposition der Nebennieren beträgt etwa 40–200 mGy bei normaler Funktion, bei einem Mb. Cushing bis 500 mGy. Eine Untersuchung unter Dexamethasonsuppression kann diese Exposition bei Normalpatienten etwa halbieren [88]. Damit entspricht die Strahlenexposition bei der Szintigraphie etwa der bei einer Computertomographie oder interventionellen radiologischen Untersuchung [34]. In vielen klinischen Situationen ist jedoch nach dem szintigraphischen Nachweis einer Läsion eine ergänzende CT oder Kernspintomographie erforderlich, um neben der funktionellen Veränderung eine Aussage über die morphologischen Gegebenheiten zu ermöglichen [195].

Die genauen Daten für die Strahlenexposition bei der Nebennierenrindenszintigraphie sind den IRCP-Tabellen im Anhang zu entnehmen.

Untersuchungsgang

Die nuklearmedizinische Untersuchung der Nebennierenrinde erfolgt gewöhnlich an einer Gammakamera mit angeschlossenem Prozeßrechner. Als Dosis werden 18–37 MBq/1,73 m2 131-I-6β-methyl-19-norcholestenol oder 7,4–15 MBq 75-Se-6β-methyl-19-norcholestenol für eine Untersuchung empfohlen [95]. Die Aufnahmen erfolgen in ventraler, dorsaler und lateraler Projektion. Dabei sollten pro Aufnahme 50 000–100 000 counts erreicht werden. Laterale Aufnahmen können wichtig sein, um eine rechnerische Quantifizierung zu ermöglichen oder um eine Traceranreicherung in der Gallenblase auszuschließen [76, 115].

Bei Patienten mit Verdacht auf Cushing Syndrom sollte die Untersuchung ohne alle Medikamente durchgeführt werden, die die adrenale oder hypothalamisch-hypophysäre Funktion beeinflussen. Ein Zeitintervall von 5–7 Tagen zwischen Tracerinjektion und Aufnahmen führt zu einer ausreichenden Clearance des Tracers aus dem Gewebe, um eine günstige Organ/Backgroundrelation zu erhalten. Für Untersuchungen von Patienten mit einem primären Aldosteronismus oder Hyperandrogenismus führt eine Gabe von Dexamethason in den meisten Fällen zu einer besseren Differenzierung von normalem Nebennierenrindenuptake und pathologischen Anreicherungen. Für die Dexamethasonsuppression verwendet man 1 mg Dexamethason 4 × täglich, 7 Tage vor der Tracerinjektion beginnend bis 5 Tage nach der Injektion [158]. Dadurch verhindert man eine Traceranreicherung im normalen Nebennierenrindengewebe vor dem 5. Tag p. i. Stellt sich auf früheren Aufnahmen die Nebennierenrinde dar, so handelt es sich bei bilateraler Speicherung mit hoher Wahrscheinlichkeit um eine bilaterale Hyperplasie, bei einseitigem Befund um ein Adenom [86].

Um eine Anreicherung von freiem Jodid in der Schilddrüse zu vermeiden, empfiehlt sich eine Blockierung der Schilddrüse mit Lugolscher Lösung oder Perchlorat.

Die Speicherung der Kamerainformationen auf einem angeschlossenen Rechnersystem erlaubt eine Verkürzung der Aufnahmezeiten durch die rechnerischen Bildverarbeitungsmöglichkeiten sowie eine Quantifizierung des adrenocorticalen Uptakes [227]. Semiquantitative, anwenderunabhängige Programme sind hierfür entwickelt worden [128]. Dabei kann gleichzeitig eine Tiefenkorrektur der Nebennieren anhand der lateralen Projektionen vorgenommen werden [128]. Der normale Traceruptake beträgt ohne Suppression 0,16 ± 0,05 % der injizierten Dosis pro Nebennierenrinde.

Nebenwirkungen

Im Gegensatz zu anderen Arbeitsgruppen haben wir bei unseren Untersuchungen häufiger Nebenwirkungen und auch einen schweren Zwischenfall bei der Injektion des 131-Jod-markierten Tracers beobachtet. Die Tracerinjektion wurde jeweils streng nach den Anweisungen aus der Informationsschrift der Herstellerfirma vorgenommen. Je nach zu verabreichender Tracermenge wurde das Volumen mit 3–5 ml physiologischer Kochsalzlösung verdünnt. Die Injektionszeit betrug beim liegenden Patienten etwa 1,5 min/ml der verdünnten Injektionslösung.

Jeder Patient wurde vor der Injektion nach bekannten Allergien oder Überempfindlichkeitsreaktionen befragt. Bei insgesamt über 600 untersuchten Patienten kam es in etwa 7,5% zu einer Reaktion, die immer schon nach der Applikation einer kleinen Menge des zu injizierenden Gesamtvolumens eintrat. Dies steht deutlich im Widerspruch zu den Beobachtungen anderer Arbeitsgruppen, die eine gewisse Zeitverzögerung zwischen der Injektion und dem Komplikationseintritt berichten [45]. Solche Zwischenfälle haben wir nur sehr selten beobachtet.

Wir haben die von uns beobachteten Nebenwirkungen nach Schweregraden eingeteilt (n = 15 bei 200 ausgewerteten Patienten):

I. Gruppe:
Patienten, bei denen es zu einer ausgeprägten hypertensiven Krise, Flush-Symptomatik und/oder Schmerzreaktionen im Abdominalbereich kam.

II. Gruppe:
Patienten, die über Kopfdruck (ohne wesentliche Blutdruckerhöhung) und Atemnot, länger als 10 Minuten anhaltend, klagten.

III. Gruppe:
Patienten mit Übelkeit, Hitzegefühl, Spannen der Gesichtshaut mit Kribbeln von kurzer Dauer (< 5 min.).

8 der 15 Zwischenfälle wurden in die Gruppe I, 3 in die Gruppe II und 4 in die Gruppe III eingestuft. Eine Beziehung zwischen Schweregrad und der Grunderkrankung war nicht herzustellen. 7 Patienten waren wegen eines primären Aldosteronismus, weitere 7 wegen Hyperandrogenismus und 1 Patient wegen eines Phäochromozytoms zur Nebennierenrindenszintigraphie überwiesen worden. Die ausgeprägteste Reaktion sahen wir bei einer Patientin ohne bekannte Allergie. Während der Injektion klagte die Patientin nach etwa einem Drittel der zu applizierenden Menge über Übelkeit und Spannungsgefühl im Gesicht. Die Injektion wurde sofort abgebrochen. Unmittelbar danach kam es zu einer 5-minütigen tiefen Bewußtlosigkeit. Der Blutdruck war von normotonen Werten auf 240/140 mm Hg angestiegen. Nach 6 Stunden lagen die Werte noch bei 150/95 mm Hg. Das Spannungsgefühl dauerte über 24 Stunden trotz einmaliger i. v.-Gabe von 250 mg Urbason und anschließend 3 × 2 mg Dexamethason oral. Bei allen Patienten, die der Gruppe III zuzuordnen waren, wurde in der Folgezeit die Injektion nach einer kurzen Unterbrechung der Applikation nach Abklingen der Symptomatik fortgesetzt, ohne daß erneute Nebenwirkungen beobachtet wurden. Es kann daher davon ausgegangen werden, daß es sich bei den Zwischenfällen nicht in erster Linie um eine durch die Tracerinjektion ausgelöste allergische Reaktion handelt, sondern eher um eine Reaktion auf eine exzessive Ausschüttung von Nebennierenhormonen, ausgelöst durch die Traceranflutung.

Bildinterpretation

Die Interpretation der Aktivitätsanreicherung in den Nebennieren ohne Kenntnis der laborchemischen Parameter kann nicht ausreichend sein, da der eingesetzte Tracer die Funktion aller Nebennierenrindenanteile darstellt, diese einzeln aber nicht zu differenzieren vermag. Die

Interpretation der Suppressionsaufnahmen kann Schwierigkeiten bereiten, da die Backgroundaktivität über einen längeren Zeitraum hoch bleibt und bei vielen Patienten mit einer adrenalen Dysfunktion eine diskrete Traceranreicherung bis zum 5. Tag p. i. zu sehen sein kann [95]. Daher sind in vielen Fällen spätere Aufnahmen hilfreich, um dadurch das Speicherverhalten in Abhängigkeit von der Zeit sicherer beurteilen zu können. Diese Methode erlaubt in den meisten Fällen eine korrekte Differenzierung zwischen einer Hyperplasie, einem Adenom und einer normalen Nebennierenrinde, die häufig erst am 5. Tag oder später eine Aktivitätsanreicherung aufweist [95].

3.1.2 Primärer Aldosteronismus

Aldosteron als Hormon der Zona glomerulosa wird in wesentlich geringerem Umfang sezerniert als Cortisol. Diese Tatsache dürfte auch der Grund dafür sein, daß dieses Hormon erst 1953 als letztes Nebennierenrindenhormon entdeckt und 1955 synthetisiert wurde [39, 183]. Conn beschrieb dann ein Krankheitsbild, das durch eine Hypertonie, Hypokaliämie, Hypernatriämie, erhöhte Plasmaaldosteronkonzentrationen und erniedrigte Plasmareninaktivitäten charakterisiert ist. Ursache für diesen Symptomenkomplex war seiner Ansicht nach ein unilaterales Adenom der Nebennierenrinde. Heute weiß man, daß die gleichen Symptome auch durch eine bilaterale Hyperplasie oder ein hormonell aktives Nebennierenrindenkarzinom hervorgerufen werden kann. Filipecki [62] beschrieb ein aldosteronproduzierendes Ovarialkarzinom. Nebennierenrindenadenome finden sich häufiger links als rechts, sie können aber auch beidseits vorkommen [24]. Histologische Untersuchungen ließen eine eindeutige Begrenzung der Adenome beim primären Aldosteronismus auf einen Zelltyp (Glomerulosa-, Fasciculata- oder

Hybridzelltyp) nicht zu [23]. Insgesamt scheint die Histologie der Nebennierenrindenveränderungen sehr schwierig zu sein [14]. Nach einer Untersuchung von Seabold [188] wurden deutlich sichtbare adrenocorticale Knoten, die sich zusammensetzten aus einer Mischung von kompakten Fasciculata- und Glomerulosazelltypen mit unterschiedlichen Verhältnissen zwischen Kern- und Zellbestandteilen pathologisch als Adenom eingestuft. Diese Läsionen waren wenig abgekapselt und wenig demarkiert von den angrenzenden Rindenregionen. Kortikale Knoten, die keine Pleomorphismen aufweisen, sind gewöhnlich kleiner, weniger gut abgegrenzt und mit einer deutlich nodulären Hyperplasie der angrenzenden Rindenanteile vergesellschaftet. Diese Veränderungen wurden als makronoduläre Hyperplasie eingestuft.

Die Angaben über die Häufigkeit von Adenomen und Hyperplasien als Ursache des primären Aldosteronismus schwanken, wahrscheinlich bedingt durch die unterschiedliche histologische Klassifizierung. Conn et al. [41, 44] fanden bei 95 operierten Patienten in etwa 86 % ein Adenom und in 14 % eine bilaterale Hyperplasie. Bilaterale Adenome konnten dabei bei 6 % aller Adenompatienten nachgewiesen werden, während von den übrigen 94 % 86 % ein und 8 % mehrere Adenome in einer Nebennierenrinde hatten.

Von 32 unserer operierten Patienten hatte nur einer zwei kleine Adenome in einer Nebennierenrinde, die übrigen hatten jeweils ein solitäres Adenom. Das Verhältnis zwischen Adenomen und Hyperplasien im Operationsgut ist heute sicher nicht mehr representativ, da heute eine Operation bei bilateraler Hyperplasie nicht mehr durchgeführt wird. Dadurch wird sich künftig das Verhältnis bei den operativ kontrollierten Fällen immer mehr zugunsten der Adenome verschieben.

Die Therapie des primären Aldosteronismus muß sich nach der Art der Läsion und ihrer Lokalisation richten. Nach heutiger Auffassung ist die Therapie der Wahl beim unilateralen Adenom die unilaterale Adrenalektomie, während bei der bilateralen Hyperplasie eine medikamentöse Therapie anzustreben ist. Daher ist eine Differenzierung zwischen Adenomen und Hyperplasien vor einer Therapie unbedingt erforderlich.

Eine exzessive Sekretion des mineralocorticoiden Hormons Aldosteron führt zu den klinischen Symptomen einer Hypertonie, Hypokaliämie, Hypernatriämie und einer metabolischen Alkalose [59]. Die Blutdruckwerte sind meist mittelgradig erhöht, es sind aber auch ausgeprägte Formen einer Hypertonie beobachtet worden [60]. Der meist ausgeprägte Kaliumverlust führt zu einer Muskelschwäche sowie Paralyse und kardialen Arrhythmien [225].

Der primäre Aldosteronismus ist charakterisiert durch eine Erhöhung der Plasma- und/oder Urinaldosteronspiegel und eine niedrige Plasmareninaktivität (PRA) [238]. Provokationsteste des RAS sind in einigen Fällen erforderlich, um einen primären Aldosteronismus von anderen Formen einer Low-Renin-Hypertonie abzugrenzen (Tabelle 3b). Nach der laborchemischen Absicherung der Diagnose eines primären Aldosteronismus ist die Differenzierung der Ursache in eine bilaterale Hyperplasie oder ein unilaterales Adenom erforderlich für die Planung einer Therapie. In etwa 66% aller Fälle beruht der primäre

Tabelle 3b. Laborchemische Differenzierung zwischen unilateralem Adenom und bilateraler Hyperplasie bei prim. Aldosteronismus

	Adenom	Hyperplasie
Serum-Aldosteron	↑ ↑	↑
Serum-Kalium	↓ ↓	↓
Plasmareninaktivität	↓ ↓	↓
lagebedingtes Verhalten von Aldosteron	0 oder ↓	↑
ACTH-Reaktion	↑ ↑	0 oder ↑
Dexamethason	0	↓

Aldosteronismus auf einem unilateralen Adenom und in 34 % auf einer aldosteronproduzierenden bilateralen Hyperplasie [85, 238].

Gewöhnlich sind die Aldosteronome kleiner als 2 cm im Durchmesser, während die Hyperplasie häufig keine morphologischen Auswirkungen auf die anatomischen Randstrukturen hat, wodurch die Diagnosestellung mit morphologisch orientierten bildgebenden Verfahren erschwert wird [9, 59, 60, 85, 225, 238]. Das in der Therapie des primären Aldosteronismus eingesetzte Spironolakton führt bei kurzzeitiger Therapie zu einer Senkung des Traceruptakes, während es unter einer Langzeittherapie auch im histologisch unauffälligen Nebennierenrindengewebe zu einer erhöhten Aktivitätsanreicherung kommen kann [70, 95]. In grundlegenden Arbeiten wurde der Metabolismus des Aldosteronantagonisten Spironolakton untersucht [119–122]. Der genaue Wirkmechanismus des Spironolakton und seiner Metaboliten ist noch nicht endgültig geklärt [20]. Janigan [109] beschrieb erstmals eosinophile lamellierte Körperchen im Plasma der Glomerulosazellen bei Patienten, die mit Spironolakton behandelt wurden, während bei 165 Patienten (Adenome n = 84; Hyperplasie n = 81), die nicht mit Spironolakton therapiert wurden, diese „Spironolactone-Bodies" nicht nachweisbar waren [43]. Es wird angenommen, daß Spironolakton bei entsprechender Dosierung zu einem partiellen Block im Biosyntheseweg des Aldosteron führt und daß „Spironolactone-Bodies ein morphologischer Ausdruck des Versuches sind, diesen Block in den Glomerulosazellen zu durchbrechen" [42]. Nach eigenen Erfahrungen sowie tierexperimentellen Untersuchungen kann man davon ausgehen, daß Spironolakton keine generell suppressive Wirkung auf den Traceruptake der Nebennierenrinde hat. So wurde beobachtet, daß bei Patienten mit einem operativ gesicherten unilateralen Adenom unter Spironolaktonlangzeittherapie die gesunde Nebennierenrinde einen gesteigerten Traceruptake aufwies, der mit Dexamethason nicht supprimierbar war [70]. Diese Ergebnisse weisen daraufhin, daß es während einer chronischen Spironolaktontherapie zu einer Stimulation der nichtbetroffenen Nebennierenrinde in ihrer Funktion kommt, während die Aldosteronsekretion in dem Adenom nicht vollständig supprimiert wird, oder daß das vom Adenom nicht betroffene Gewebe versucht, diesen Block zu überwinden und damit beide Organe einen Traceruptake bei unilateralem Adenom aufweisen.

Durch die Dexamethasonsuppressionsszintigraphie kann die Sensitivität dieser Methode erhöht werden, da eine Anreicherung im normalen Nebennierenrindengewebe unterdrückt wird und die Dysfunktion deutlicher dargestellt wird [40]. In Einzelfällen führt die Gabe von Dexa-

Tabelle 4. Szintigraphische Lokalisation der Läsionen bei prim. Aldosteronismus (Untersuchungen mit Dexamethason-Hemmtest)

Autoren		Zahl der Szintigr.	Ade-nome	Hyper-plasie	Lokali-sation*	Spezifi-tät[+]
Dige-Petersen	1975	4	3	1	3 (100 %)	1/1 (100 %)
Conn	1976	37	25	12	21 (84 %)	11/12 (92 %)
Troncone	1980	8	7	–	7 (87 %)	–
Ryo	1978	7	5	2	5 (100 %)	2/2 (100 %)
Freitas	1979	20	10	10	9 (90 %)	9/10 (90 %)
Weinberger	1979	18	13	5	6 (47 %)	2/7 (28 %)
Miles	1979	17	9	8	9 (100 %)	8/8 (100 %)
Herf	1979	11	8	3	8 (100 %)	3/3 (100 %)
Leger	1981	42	22	20	17 (77 %)	19/19 (100 %)
Hoefnagel	1981	10	9	–	8 (89 %)	–
Guerin	1983	44	18	26	15 (83 %)	24/26 (92 %)
Gross	1984	87	50	37	48 (96 %)	35/37 (94 %)
Total		305	179	126	88 %	90 %

* Gesamtzahl der lokalisierten Adenome/Gesamtzahl der Adenome
[+] Gesamtzahl der dargestellten Hyperplasien/Gesamtzahl der Hyperplasien + falsch-positive Befunde

methason jedoch auch zu einer Suppression des Traceruptakes in kleinen Adenomen. Insgesamt ergibt sich eine Sensitivität und Genauigkeit von etwa 90 % (Tabelle 4), die damit höher liegen als bei computertomographischen Untersuchungen beim primären Aldosteronismus (Tabelle 5) [40, 94, 96, 238].

Für die sichere Interpretation der Dexamethasonsuppressionsszintigraphie spielen Dauer und Dosis der Medikation eine entscheidende Rolle. Die normale Nebennierenrinde stellt sich unter einer Dauermedikation von Dexamethason positiv dar [86], während sich bei kurzfristiger Gabe (tgl. 4 mg, 7 Tage vor der Tracerinjektion beginnend bis 5 Tage p. i.) eine Aktivitätsanreicherung

Tabelle 5. Computertomographie bei prim. Aldosteronismus

Autoren		Zahl der Untersuchungen	Ade-nome	Hyper-plasie	Lokali-sation*	Spezifität[+]
Linde	1979	9	4	–	4 (44 %)	–
Korobkin	1979	22	12	10	9 (75 %)	10/13 (76 %)*[+]
Reynes	1979	3	3	–	1 (33 %)	–
White	1980	22	16	6	12 (75 %)	6/7 (85 %)
Goldman	1982	3	3	–	3 (100 %)	–
Dunnick	1984	28	18	4	11 (61 %)	4/11 (36 %)[†]
Geisinger	1983	29	23	6	16 (70 %)	3/8 (37 %)[§]
Guerin	1983	32	14	18	12 (85 %)	17/18 (94 %)[†]
	Total	148	93	44	68 %	66 %

* Gesamtzahl der lokalisierten Adenome/Gesamtzahl der Adenome
[+] Gesamtzahl der dargestellten bilateralen Hyperplasie/Gesamtzahl der Hyperplasien
Gesamtzahl von Normalbefunden bei Patienten mit adrenocorticalem Adenom
[†] Das Fehlen einer unilateralen Nebennierenvergrößerung sowie entsprechende biochemische Parameter wurden als beweisend für die Diagnose einer Hyperplasie gewertet.
[§] Drei der 6 Pat. mit gesicherter Hyperplasie zeigten im CT unauffällige Befunde

erst 5 Tage oder später nach der Applikation nachweisen läßt. Eine frühere unilaterale Anreicherung spricht für ein Aldosteronom, eine bilaterale Anreicherung für eine bilaterale Hyperplasie (Abb. 8 und 9).

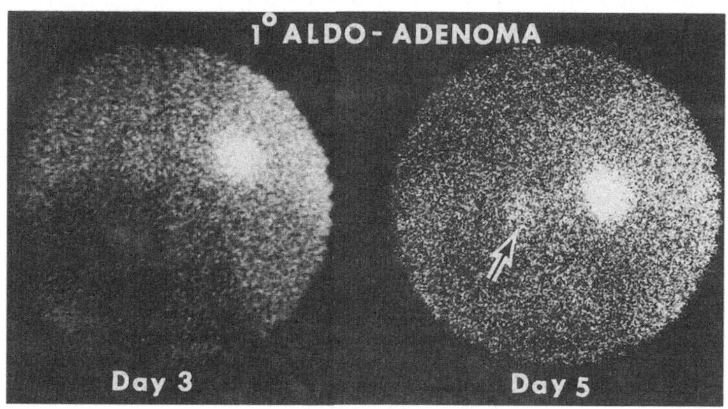

Abb. 8. Dexamethasonsuppressionsszintigraphie mit 131-I-6β-methyl-19-norcholestenol (NP-59) bei primärem Aldosteronismus: Darstellung des Adenoms 3 Tage nach Tracerinjektion, während die normale kontralaterale Nebennierenrinde (↑) erst 5 Tage p.i. sichtbar wird

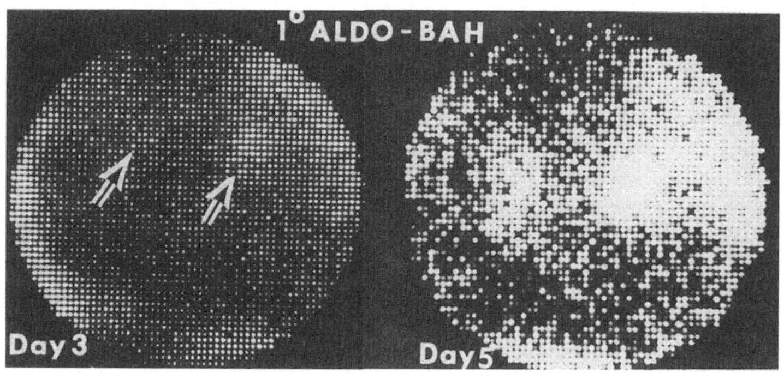

Abb. 9. Dexamethasonsuppressionsszintigraphie bei primärem Aldosteronismus infolge bilateraler idiopathischer Hyperplasie: geringe Anreicherung 3 d.p.i. bei deutlicher pathologischer Anreicherung 5 d.p.i.

50

Bei einer späteren bilateralen Anreicherung muß in jedem Fall laborchemisch ein primärer Aldosteronismus ausgeschlossen werden, da sich hinter diesem Speichermuster sowohl ein hormonell wenig aktiver primärer Aldosteronismus als auch eine unauffällige Nebennierenrindenfunktion verbergen kann. Eine zusätzliche computertomographische Untersuchung vermag in solchen Zweifelsfällen einen wichtigen Beitrag zur Diagnostik zu leisten [94–96]. Eine direkte Korrelation zwischen Tracerspeicherung und Urinaldosteronausscheidung konnte nachgewiesen werden [89].

3.1.3 Primärer Hyperkortisolismus

Eine exzessive Sekretion von Cortisol führt zu einem Cushing Syndrom. Die klinische Manifestation dieses Syndroms ist charakterisiert durch eine Stammfettsucht, Amenorrhoe, Hirsutismus, Osteoporose, Gefäßbrüchigkeit, emotionale Labilität, Hyperglykämie und Hypertonie [112]. Bei entsprechenden Laboruntersuchungen lassen sich erhöhte basale Plasmacortisole, Urincortisol und/oder ihre Metaboliten nachweisen. Zusätzlich findet sich ein Verlust der tageszeitlichen Schwankungen der Cortisol- und ACTH-Spiegel [130, 240]. Die Diagnose des Cushing Syndroms stellt bei Patienten mit typischer klinischer Symptomatik allgemein kein Problem dar. In den Frühstadien, ohne daß exzessive Cortisolspiegel nachweisbar sind, ist eine Differenzierung nur durch Suppressions- und Stimulationstests der hypothalamisch-hypophysären Achse möglich [140, 174].

Nach der Bestätigung der Verdachtsdiagnose ist für eine erfolgreiche Behandlung die ätiologische Abklärung erforderlich (Tabelle 6). Gewöhnlich resultiert das Cushing Syndrom aus einem ACTH-produzierenden Tumor der Hypophyse, der sich bei einer bestimmten Größe röntgenologisch durch die Destruktion der Sella oder aber im CT

Tabelle 6. Ätiologie des Cushing Syndroms

ACTH-abhängig
  hypophysäres ACTH

  Adenome
  nichttumorös (hypothalamisch)
  ektopes ACTH-Syndrom
  iatrogen

ACTH-unabhängig
  adrenal
  Adenom/bilaterale Hyperplasie/Carcinom
  iatrogen

---

lokalisieren läßt [171]. Eine erhöhte ACTH-Sekretion kann aber auch durch eine Reihe anderer Tumoren bedingt sein (ektopes ACTH-Syndrom) [175, 176]. Außerdem findet sich das Cushing Syndrom bei einer adrenocorticalen Überfunktion, bedingt durch ein Nebennierenrindenadenom oder eine Hyperplasie, seltener bei einem Nebennierenrindencarcinom [222]. Der laborchemische Nachweis einer ACTH-Suppression nach Provokationstesten kann zwischen adrenalen und nichtadrenalen Formen des Cushing Syndroms differenzieren [222]. Eine Blockerung der 11-β-Hydroxylase durch Metyrapon führt zu einer Suppression der Cortisolsynthese in der Nebenniere und damit zu einer Erhöhung von 11-Deoxycortisol im Plasma, 17-Hydroxycorticosteroid im Urin sowie ACTH bei Normalpersonen und Patienten mit einem zentralen Cushing Syndrom, nicht jedoch bei einem ektopen ACTH Syndrom, einem adrenalen Cushing Syndrom oder einem hormonell aktiven Nebennierenrindencarcinom [239].
Die Nebennierenrindenszintigraphie beim Cushing Syndrom gibt ein direktes Bild des pathophysiologischen Prozesses. Dabei sind vier verschiedene Verteilungsmuster zu finden:
1. eine symmetrische bilateral erhöhte Aktivitätsanreicherung;

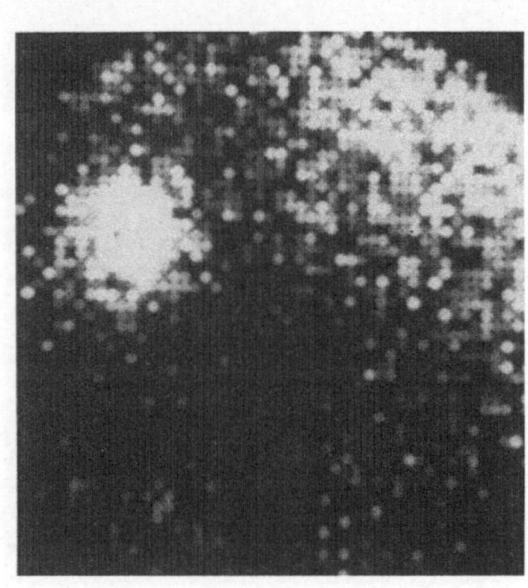

Abb. 10. Szintigraphische
Darstellung eines linksseiti-
gen Nebennierenrindenade-
noms bei Cushing Syndrom

2. ein asymmetrisch, bilateral gesteigerter Uptake;
3. ein unilateraler Uptake (Abb. 10) und
4. eine fehlende Darstellung beider Nebennieren
   (Tabelle 7) [7, 13, 161, 195].

Tabelle 7. Szintigraphische Befunde bei Cushing Syndrom und ihre
Erklärung

Szintigraphie	Form des Cushing Syndroms
bilaterale Symmetrie	ACTH-abhängig – hypothalamisch – hypophysär – ektopes ACTH-Syndrom
bilaterale Asymmetrie	ACTH-unabhängig – noduläre Hyperplasie
unilateral	adrenales Adenom postop. Restgewebe ektopes adrenales Gewebe
fehlende Darstellung	adrenales Karzinom (funktionelle Suppression der kontralate- ralen Nebennierenrinde)

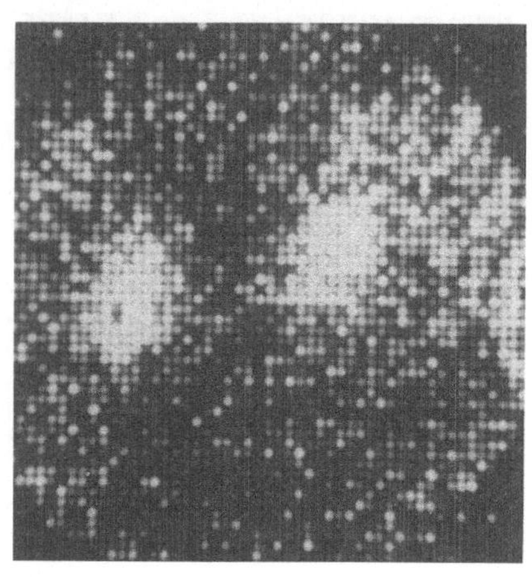

Abb. 11. Ausgeprägte Traceranreicherung in der Nebennierenrinde beidseits bei hypophysärem Cushing Syndrom

Ein ACTH-abhängiges Cushing Syndrom führt zu einem bilateralen Traceruptake (Abb. 11) [170]. Eine deutliche Asymmetrie der Speicherung deutet auf eine autonome bilaterale Hyperplasie der Nebennierenrinde hin, die ACTH-unabhängig ist (Abb. 12). Beim ektopen ACTH-Syndrom ist die intraadrenale Speicherung meist ausgeprägter als beim hypophysären Cushing Syndrom [97]. Szintigraphisch konnte bei Patienten mit einem Cushing Syndrom in jedem Fall eine gesteigerte Aktivitätsspeicherung in der Nebennierenrinde festgestellt werden. Dies gilt sowohl für die jodmarkierten als für die selenmarkierten Cholesterinderivate [190, 234].

Der prozentuale Traceruptake ist dabei unter anderem von der zum Zeitpunkt der Untersuchung bestehenden Funktion der Zona fasciculata abhängig. Daher ist die Berechnung der Supprimierbarkeit interessant, sie bietet aber keine sichere Möglichkeit zur Differenzierung einzelner adrenocorticaler Krankheitsbilder oder ihrer Ursachen.

Eine unilaterale ausgeprägte Tracerspeicherung beim Cushing Syndrom ist pathognomonisch für ein Nebennie-

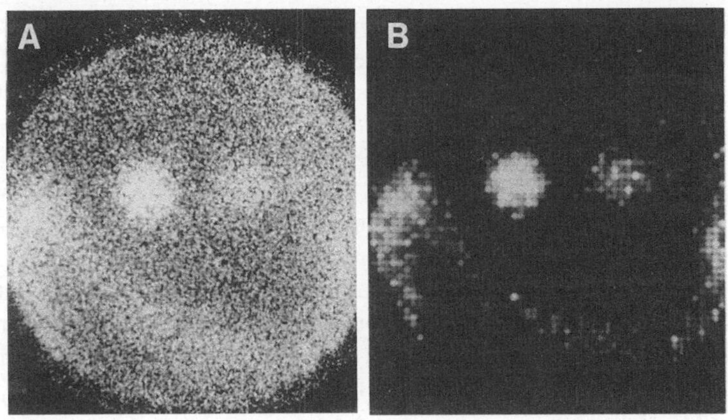

Abb. 12. Analoge (A) sowie digitale (B) Dokumentation einer adrenokortikalen Szintigraphie bei Cushing Syndrom infolge bilateraler ACTH-unabhängiger Nebennierenrindenhyperplasie

renrindenadenom (Farbtafel 1). Das hormonell aktive adrenocorticale Karzinom, das zum Cushing Syndrom führt, zeigt meist keine (Farbtafel 3, Mitte unten) oder nur eine geringe Tracerspeicherung. Laborchemisch ist das ACTH supprimiert, ebenso die Aktivitätsanreicherung in der kontralateralen Nebennierenrinde [184, 189]. Außer zu einer Lokalisation einer adrenocorticalen Dysfunktion beim Cushing Syndrom kann die Nebennierenrindenszintigraphie eingesetzt werden zum Nachweis ektopen Nebennierenrindengewebes oder von Tumorresten nach operativen Eingriffen [75]. Das Ausmaß der Traceranreicherung korreliert mit der Exkretion des freien Cortisols im Urin bei den Formen eines ACTH-abhängigen Cushing Syndroms [97]. Die Spiegel des freien Cortisols im Urin können dabei beeinflußt werden durch die Proteinbindung, Veränderungen in der renalen Funktion oder schnelle und episodische Veränderungen der Tumorsekretion. Ein Untersuchungsalgorythmus für das Cushing Syndrom ist in Abbildung 16 wiedergegeben [95].

Eine erfolgreiche Therapie beim Cushing Syndrom ist nur dann möglich, wenn der Hypophysentumor, der ACTH-sezernierende ektope Tumor oder die Nebennierenrindenläsion operativ entfernt werden. Bei Hypophysentumoren ist eine perkutane Strahlentherapie als primäre oder adjuvante Therapieform möglich [137, 186]. Eine medikamentöse Therapie des Cushing Syndroms empfiehlt sich nur als Überbrückungsmaßnahme vor einer operativen oder perkutanen Strahlentherapie oder wenn ein Tumor nicht vollständig resezierbar ist [113, 131, 132, 147, 185, 189].

3.1.4 Hyperandrogenismus

Die adrenalen Androgene werden in der innersten Schicht der Nebennierenrinde synthetisiert (Dehydroepiandrosteron, Androstendion). Bei einer überschüssigen Sekretion können sie zu einem Hirsutismus und Virilisation führen. Zusätzliche Symptome bei diesen Patienten sind Oligomenorrhoe oder Amenorrhoe, vermehrte Muskelmasse und Clitorishypertrophie [15, 80, 236]. Ätiologisch beruht der Hyperandrogenismus auf einem Tumor (Adenom, Karzinom) oder einer Hyperplasie der Nebennierenrinde, ver-

---

Oben li.: rechtsseitiges Nebennierenrindenadenom bei Hyperandrogenismus.
Oben re.: bilaterale Hyperplasie der Nebennierenrinde bei Hyperandrogenismus.
Mitte: CT eines großen Nebennierenrindenkarzinoms bei Cushing Syndrom. Szintigraphisch zeigte sich eine fehlende Tracerspeicherung.
Unten: Intrahepatische Tracerspeicherung (rot) eines in die Leber metastasierenden Nebennierenrindenkarzinoms bei Cushing Syndrom. (Gleichzeitige Doppelnuklidszintigraphie mit 131-I-methylnorcholestenol und 99m-Tc-Phytat.).

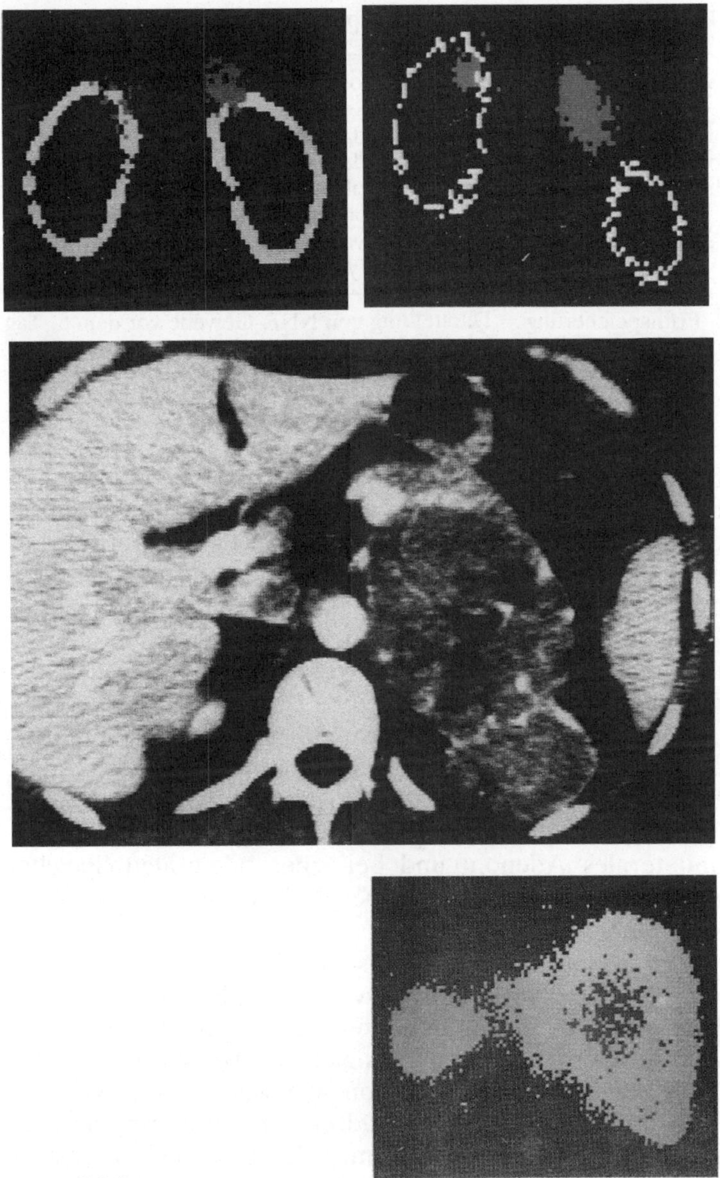

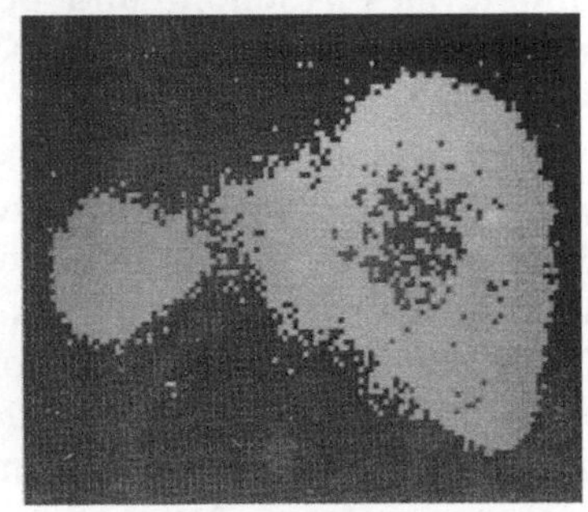

Farbtafel 3

Tabelle 8. Ätiologie und Szintigraphie bei Hyperandrogenismus

Szintigraphie	Form des Hyperandrogenismus
unilaterale Frühspeicherung[1]	adrenales Adenom
bilaterale Frühspeicherung	adrenale Hyperplasie
bilaterale Spätspeicherung[2]	polycystisches Ovar
	congenitale adrenale Hyperplasie
fehlende Frühspeicherung	ovarieller und/oder peripherer Hyperandrogenismus

[1] Frühspeicherung = Darstellung von NNR-Gewebe vor dem 5. Tag nach der Tracerinjektion.

[2] Spätspeicherung = Darstellung nach dem 5. Tag.

bunden mit einer angeborenen oder erworbenen Anomalie in der Hormonsynthese (angeborene Nebennierenrindenhyperplasie) [80, 236] (Tabelle 8). Die Biosynthese der adrenalen Androgene wird nur zu einem geringen Ausmaß durch ACTH beeinflußt, so daß eine Fehlfunktion der Zona reticularis auch keinen direkten Einfluß auf die hypothalamisch-hypophysäre Achse hat [87]. Das Erscheinungsbild der Nebennierenrindenszintigraphie beim Hyperandrogenismus unter Dexamethasonsuppression ähnelt dem der Szintigraphie beim primären Aldosteronismus. Eine frühzeitige vermehrte Tracerspeicherung (vor dem 5. Tag p. i.) spricht bei einem einseitigen Befund für ein unilaterales Adenom und bei einer bilateralen Speicherung für eine bilaterale Hyperplasie (Abb. 13 und Farbtafel 3 oben) [87].

Ein Hirsutismus mit Virilisation kann bei Patientinnen mit einem polycystischen Ovar ebenfalls auftreten [80]. Bei einigen dieser Patientinnen läßt sich durch die Nebennierenrindenszintigraphie das gleichzeitige Vorliegen einer Nebennierenrindendysfunktion nachweisen [93]. Wie bei den anderen Formen der adrenalen Dysfunktion kann auch beim Hyperandrogenismus der Umfang der Tracerspeicherung eine Aussage machen über das Ausmaß der

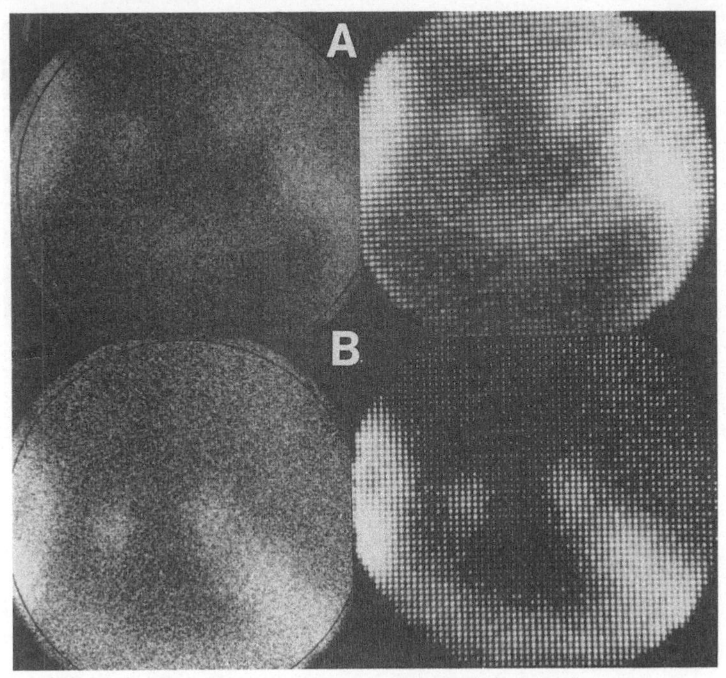

Abb. 13. Analoge (A) und digitale Dokumentation (B) der Nebennierenrindenszintigraphie bei einer Patientin mit Hyperandrogenismus: 3 d.p.i. (obere Reihe) sowie 5 d.p.i. (untere Reihe) findet sich eine bilaterale Traceranreicherung als Hinweis für eine Hyperplasie. Die ausgeprägte Aktivitätsanreicherung im Darm beeinflußt die Beurteilbarkeit (vgl. Abb. 14)

Überfunktion und korreliert mit der Exkretion der 17-Ketosteroide [90]. Einzelfälle einer positiven Szintigraphie bei Ovarialtumoren mit Cholesterinderivaten sind bei Patientinnen mit erhöhter Androgensynthese beschrieben worden, so daß die Szintigraphie hier im Zusammenhang mit der Computertomographie oder der Sonographie des kleinen Beckens zusätzliche Informationen erbringen kann (Abb. 14) [35].

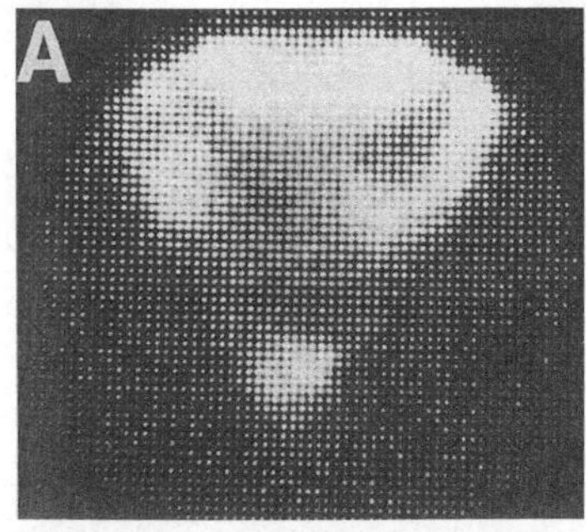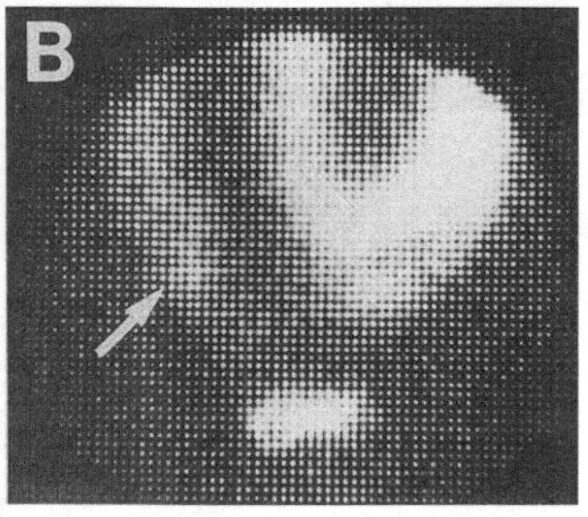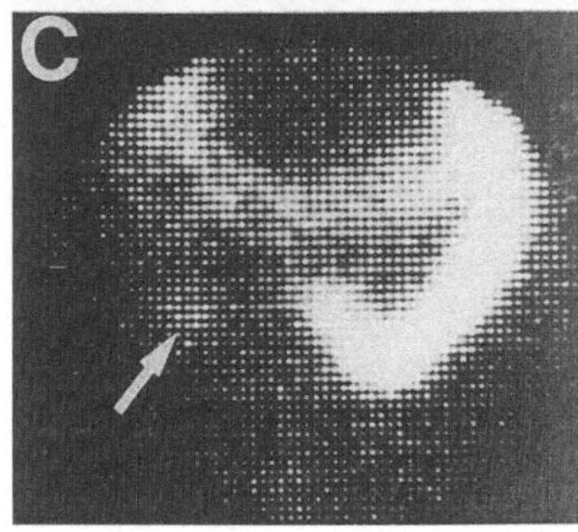

Abb. 14. Nebennierenrindenszintigraphie bei Hyperandrogenismus. Die pathologische Nebennierenanreicherung wird in der Frühphase durch überlagernde Darmaktivität erschwert und erst in der Spätphase (↑), nach medikamentöser Darmentleerung 4–6 Tage nach Tracerinjektion gesichert beurteilbar

3.1.5 Andere adrenale Raumforderungen

Bei einer CT- oder NMR-Untersuchung werden bei abdominellen Untersuchungen bei 1–5 % aller Patienten ohne klinischen oder laborchemischen Hinweis für einen adrenalen Prozeß Raumforderungen im Bereich der Nebennieren gefunden. Dieses wird auch durch Autopsien bestätigt. Es handelt sich bei diesen Raumforderungen in vielen Fällen um hormonell nicht aktive adrenocorticale Adenome [81, 177]. Durch entsprechende Untersuchungen müssen bei diesen Patienten unerkannte endokrine Überfunktionen, adrenale Karzinome oder Metastasen anderer Primärtumoren ausgeschlossen werden (Tabelle 9). Die

Tabelle 9. Ätiologie der klinisch stummen adrenalen Läsionen (Inzidentalome)

---

adrenale Zyste
adrenales Lipom
Metastasen (z. B. Lungen-, Darm-Ca.)
Adrenoleukodystrophie (bilaterale Vergrößerung)
adrenales Adenom (hormonell nicht oder grenzwertig aktiv)
adrenales Lymphom
adrenales Karzinom (primär/metastatisch)

Nebennierenrindenszintigraphie kann in diesen Fällen hilfreich sein beim Nachweis von Läsionen, die zwar laborchemisch unauffällig sind, potentiell jedoch als hormonproduzierende Tumoren anzusehen sind. Diese adrenalen Läsionen sind vergleichbar den kompensierten autonomen Adenomen der Schilddrüse, die sich zwar szintigraphisch darstellen lassen, aber keine Erhöhung der peripheren Hormonparameter bewirken [91, 92]. Bei einer fehlenden Traceranreicherung sind weitere diagnostische Maßnahmen zum Ausschluß von Zysten, Metastasen oder Karzinomen erforderlich (Abb. 15a–d) [71, 91].

3.2 Nebennierenmark

3.2.1 Einleitung

Phäochromozytome haben ihren Ursprung in den chromaffinen Zellen des autonomen Nervensystems, einem komplizierten Netzwerk von Zellen, die sich von der Schädelbasis bis zum Beckenboden erstrecken. Das Nebennierenmark stellt dabei die umfangreichste Ansammlung solcher Zellen dar, während das Zuckerkandl'sche Organ die größte extraadrenale Anreicherung ist. Der extraadrenale Anteil ist während der Kindheit sehr umfangreich, bildet sich nach dem dritten Lebensjahr jedoch zurück [244].

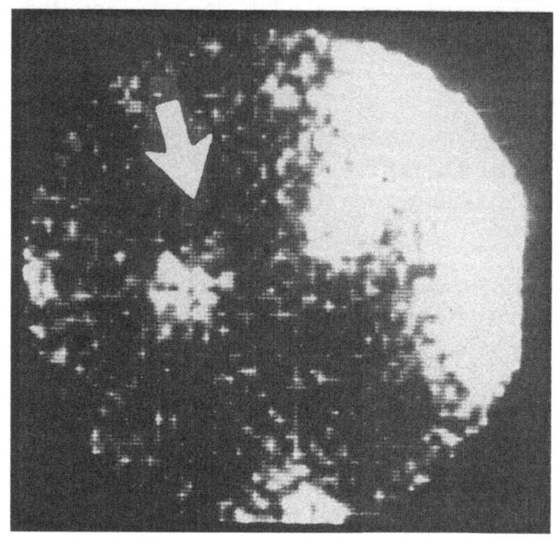

A

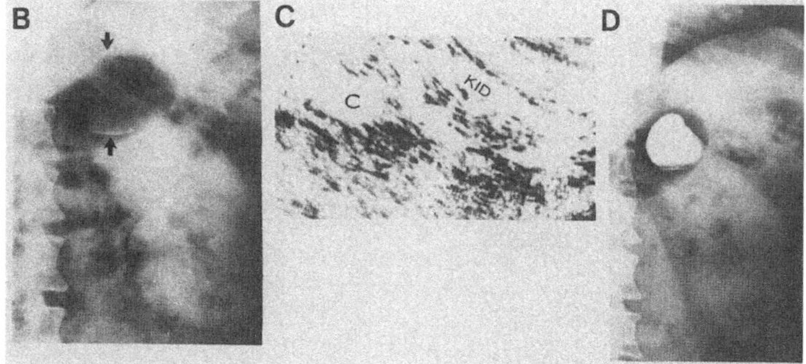

Abb. 15a–d. 21 Beispiele einer Diskrepanz zwischen computertomographischer und szintigraphischer Nebennierenrindenuntersuchung bei Raumforderung in der linken Nebenniere:
a) abnorme Konfiguration des linken oberen Nebennierenpols ($\downarrow$) in der Szintigraphie
b) cystische Raumforderung am oberen Nierenpol im konventionellen Röntgenbild. Dieser Befund wurde computertomographisch sowie sonographisch (**c**) bestätigt.
d) Füllung der Cyste nach computertomographisch gesteuerter Punktion mit Kontrastmittel. (C = Cyste; KID = Niere)

Für Tumoren dieses Zellsystems werden zwei verschiedene Nomenklaturen verwendet: Tumoren des Nebennierenmarks werden als Phäochromozytome bezeichnet, während extraadrenale Läsionen entweder als extraadrenales Phäochromozytom oder als extraadrenales funktionelles Paragangliom bezeichnet werden [30, 47, 138, 153] (s. Schema 2, Seite 24), wenn sie Katecholamine produzieren. Die Phäochromozytome sind zu den seltenen Tumoren zu rechnen. Die überwiegende Mehrheit der Phäochromozytome sind gutartig und finden sich intraadrenal. Es kommen aber auch multiple primäre Läsionen vor, die dann häufig im Rahmen von Syndromen auftreten. Diese sind mit etwa 10 % ebenso häufig wie die extraadrenalen Phäochromozytome. Ebenfalls 10 % aller Phäochromozytome sind aufgrund ihres invasiven Wachstums oder einer Metastasierung als maligne einzustufen [138, 153]. Die Inzidenz des Phäochromozytom in einem Patientengut mit Hypertonie liegt etwa bei 0,1 % [153].

Eine geschlechtsspezifische Prädominanz ist nicht bekannt, der Gipfel der Altershäufigkeit liegt im vierten und fünften Lebensjahrzehnt. 10 % der Phäochromozytome treten im Kindesalter auf [220], in diesen Fällen sind besonders häufig Rezidive mit maligner Entartung beobachtet worden. Bei 206 Patienten, bei denen die Diagnose eines Phäochromozytoms im Kindesalter gestellt wurde, lag bei 43 (21 %) ein malignes Phäochromozytom vor. Bei 25 dieser Patienten konnte eine langfristige Verlaufskontrolle über mehrere Jahre durchgeführt werden. Bei 17 von 25 dieser Patienten mußte die Primärdiagnose eines benignen Phäochromozytoms im weiteren Verlauf in die eines malignen Prozesses korrigiert werden [68].

Die nichtadrenomedullären chromaffinen Zellen sind häufig und lassen sich vier anatomischen Regionen zuteilen: Hals-, intravagale, aortosympathische und viscerosympathische Paraganglien [152]. Adrenalin ist das „Basis"katecholamin, das von dem Nebennierenmark synthetisiert wird (Tabelle 10) [138]. Es löst eine Vielzahl

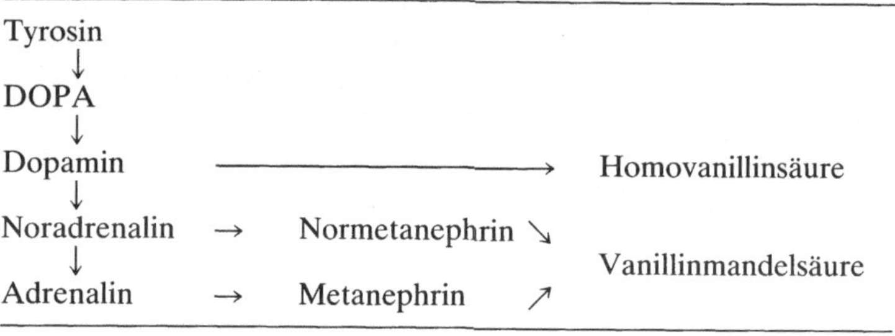

von systemischen Effekten aus, die abhängig sind von dem überwiegenden Typ der Rezeptoren, die in dem Erfolgsorgan angesprochen werden (alpha- bzw. beta-Rezeptoren) [107]. Eine Konstriktion der Arteriolen, der glatten Muskulatur, inotrope und chronotrope kardiale Stimulation, Dilatation der glatten Bronchialmuskulatur, Anstieg des Blutzuckers sowie der zirkulierenden freien Fettsäuren sind die Haupteffekte des Adrenalins (Tabelle 11) [107]. Die Sekretion des Nebennierenmarks wird durch das zentrale Nervensystem gesteuert. Eine Stimulation kann durch eine Hypoglykämie, Hypoxie, Sauerstoffmangel, Azidose, Schmerz, Zorn und Blutungen erfolgen [47].

Die klinische Manifestation des Phäochromozytoms variiert von völlig asymptomatischen Läsionen, die selten sind, bis zu stark einschränkenden oder lebensbedrohlichen Krankheitsbildern. Die klinische Ausprägung des Krankheitsbildes ist abhängig vom Umfang des Katecholaminexzesses. Häufig findet sich beim Phäochromozytom eine Hypertonie mit sehr starken Blutdruckschwankungen, die sich gegenüber einer konventionellen Therapie als resistent erweisen. Kopfschmerzen, Hyperhydrosis und Zittern sind die häufigsten allgemeinen Symptome, die sich typischerweise paroxysmal spontan oder als Reaktion

Tabelle 11. Wirkung von Adrenalin (A) und Noradrenalin (NA)

	A	NA
Herz		
Frequenz	+	–
Schlagvolumen	+ +	+ +
kardialer Auswurf	+ + +	0, –
Arrhythmien	+ + + +	+ + + +
Blutdruck		
systolisch	+ + +	+ + +
diastolisch	+, 0, –	+ +
mittlerer Druck	+	+
periphere Zirkulation		
Widerstand	–	+ +
Haut	– –	0, –
Nieren	–	–
Darm	+ +	0, –
Muskulatur	+ +	0, –
Hirn	+	0, –
Metabolismus		
Sauerstoffverbrauch	+ +	0, +
Glukose	+ + +	0, +
Laktat	+ + +	0, +

auf übliche „Belastungen" wie Rumpfbeugung, Essen oder Miktion bzw. Defäkation einstellen [30, 47, 138, 153] (Tabelle 12).

Die Diagnose des Phäochromozytoms ist abhängig von dem Nachweis einer exzessiven Katecholaminausschüttung, die gewöhnlich radioimmunologisch oder mittels eines HPLC-Assays ermittelt wird. Plasmaproben müssen unter den schon erwähnten (S. 26) Bedingungen gewonnen werden.

Eine günstigere Alternative stellt die Messung der Katecholamine und/oder ihrer Metaboliten im 24-Stundensammelurin dar [74]. Auch hierbei ist es wichtig, Einflüsse der Ernährung oder von Medikamenten auf die Bestimmungs-

Tabelle 12. Symptome bei Phäochromozytom als Folge eines Katecholaminexzesses und/oder Hypertonie

	paroxysmal (%) (37 Patienten)	persistierend (%) (39 Patienten)
Kopfschmerzen	92	72
Hyperhidrosis	65	69
Palpitation +/– Tachykardie	73	51
Angstgefühl o. Nervosität (Todesangst, Panik)	60	28
Tremor	51	26
Thorax- u./o. Abdominalschmerz	48	28
Übelkeit u./o. Erbrechen	43	26
Schwäche, Erschöpfung	38	15
Gewichtsverlust	14	15
Dyspnoe	11	18

methoden oder die Katecholamine selbst zu vermeiden (Tabelle 13). Gewisse Hinweise auf die Lokalisation eines Phäochromozytoms können durch das Katecholaminmuster gewonnen werden. Hohe Spiegel von Adrenalin oder Adrenalinmetaboliten deuten auf eine intraadrenale Läsion hin, da das Enzym, das zur Konversion von Noradrenalin zu Adrenalin führt, die Phenyläthanolamintransferase, nur im Nebennierenmark vorkommt und für die Konversion hohe Konzentrationen Cortisol benötigt [30, 138]. Im Gegensatz dazu läßt der allgemeine Nachweis von erhöhten Noradrenalinspiegeln keinen Schluß auf die Lokalisation des Phäochromozytoms zu [30, 138].

Nicht sicher zu interpretierende Testergebnisse können durch pharmakologische Teste ergänzt werden. Clonidin, ein zentral wirkender alphaadrenerger Agonist, senkt den sympathischen Einfluß und führt bei Normalpersonen sowie Patienten mit einer essentiellen Hypertonie zu einer Senkung der Katecholaminspiegel, nicht aber bei Patienten mit einem Phäochromozytom [31].

Tabelle 13. Wirkung von Medikamenten und Wechselwirkungen von anderen Substanzen auf laborchemischen Katecholaminbestimmungen

Katecholamine Adrenalin Noradrenalin Dopamin	*Erhöhung der Werte* Katecholamine L-Dopa Methyldopa katecholaminhaltige Medikamente
	Wechselwirkungen mit der Bestimmungsmethode Tetrazykline Erythromyzin Chlorpromazin fluoreszierende Substanzen
	Erniedrigung der Werte Clonidin
Metanephrine Normetanephrin	*Erhöhung der Werte* Katecholamine katecholaminhaltige Medikamente Monoaminoxidasehemmer Benzodiazepin
	Erniedrigung der Werte Methylglucamin Fenfluramin
Vanillinmandelsäure *(VMA)*	*Erhöhung der Werte* Katecholamine und katecholaminhaltige Medikamente L-Dopa
	Erniedrigungen Clofibrat Disulfuram Monoaminoxidasehemmer

Da die kurative Therapie eines Phäochromozytoms in der operativen Entfernung des gesamten katecholamin-produzierenden Tumorgewebes besteht, ist eine exakte präoperative Lokalisation der Läsion erforderlich [30, 73, 153] (Farbtafel 4).

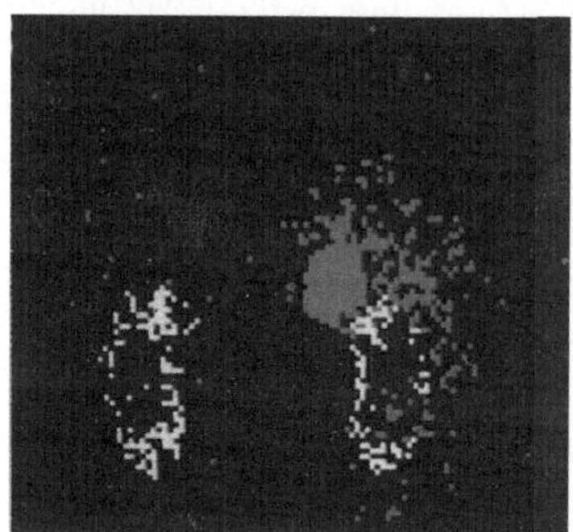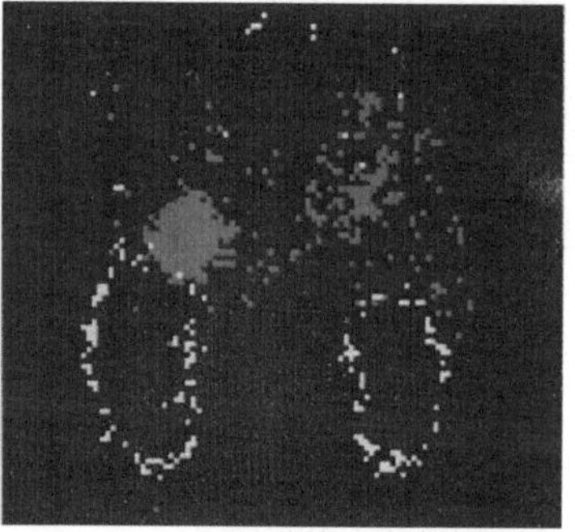

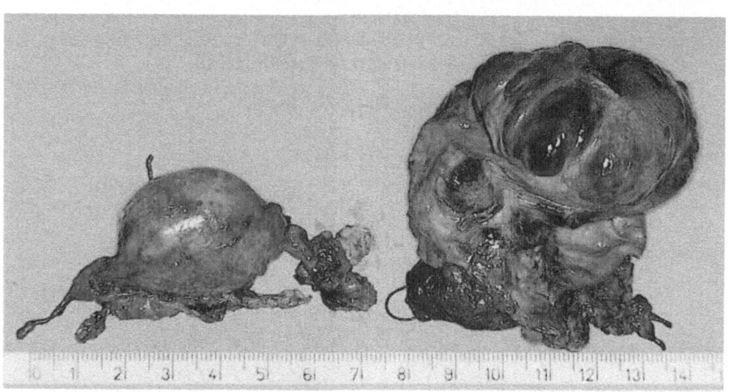

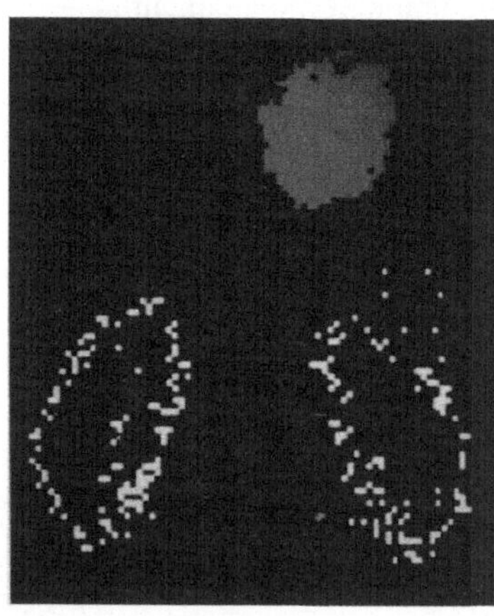

Farbtafel 4.
Oben: Szintigraphische Darstellung eines intraadrenalen Phäochromozytoms re. Bei der gleichen Patientin wurde wegen einer computertomographisch nachgewiesenen beidseitigen Nebennierenläsion eine Nebennierenrindenszintigraphie angeschlossen, die ein linksseitiges Adenom darstellte.
Mitte: Operationspräparate: links das Adenom und rechts das Phäochromozytom.
Unten: großes intrathorakales Phäochromozytom (operativ gesichtert)

Neuroblastome sind hochmaligne Tumoren. Sie kommen in der Regel in der Kindheit vor und verursachen mehr Todesfälle als jeder andere solide extrakranielle Tumor in der Kindheit [47, 102, 111]. Die Lokalisation des Primärtumors ist sehr variabel: etwa 70% aller Neuroblastome entstehen im Retroperitonealraum (davon 90% im Nebennierenmark, 10% in den abdominellen sympathischen Grenzsträngen), 5% im Becken, 17% im Thorax und 8% im Halsbereich. Diese Tumoren metastasieren früh in das Knochenmark und die Knochen. In mehr als der Hälfte der Fälle liegt schon zum Zeitpunkt der Diagnose eine Metastasierung vor. Die Sensibilität auf eine Chemotherapie oder perkutane Bestrahlung ist sehr hoch, aber die Prognose bei nachgewiesener Metastasierung ist für die Kinder schlecht [111]. Gelegentlich wird eine partielle oder komplette Ausdifferenzierung der Neuroblastome zu den mehr benignen Ganglioneuroblastomen oder Ganglioneuromen beobachtet. Die Wahl der Therapie ist abhängig vom Grad und Ausmaß der Tumorausdehnung.

Adrenomedulläre Szintigraphie und andere Lokalisationsverfahren

Große intraadrenale oder pararenale Tumoren können durch ein intravenöses Urogramm mit Schichtaufnahmen lokalisiert werden, kleinere Läsionen sind jedoch häufig nicht darstellbar [153]. Die Übersichtsaortographie wurde durch die selektive Arteriographie ersetzt, um die Gefäßversorgung der Tumoren besser beurteilen zu können [179]. Die Venographie, verbunden mit der selektiven Venenblutentnahme, vermag zu einer regionalen Lokalisation der Katecholaminüberproduktion führen [4, 53, 114]. Der Ultraschall ist in bestimmten Körperregionen sinnvoll, besonders im Beckenbereich [29]. Die Computertomographie galt als das genaueste nichtinvasive Verfah-

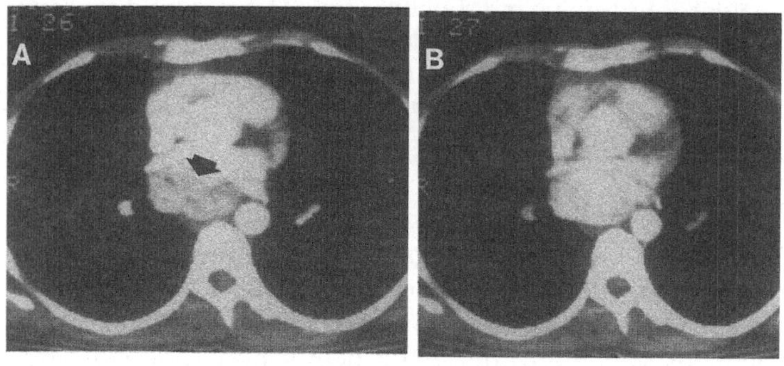

Abb. 16a. CT bei Patienten mit Phäochromozytom im linken Atrium. A) nach Kontrastmittelbolusinjektion Enhancement der Gefäße und Herzkammern bei fehlender Anflutung im Tumor. Spätaufnahmen (B) zeigen eine Kontrastgleichverteilung in Tumor, Herzkammern und großen Gefäßen

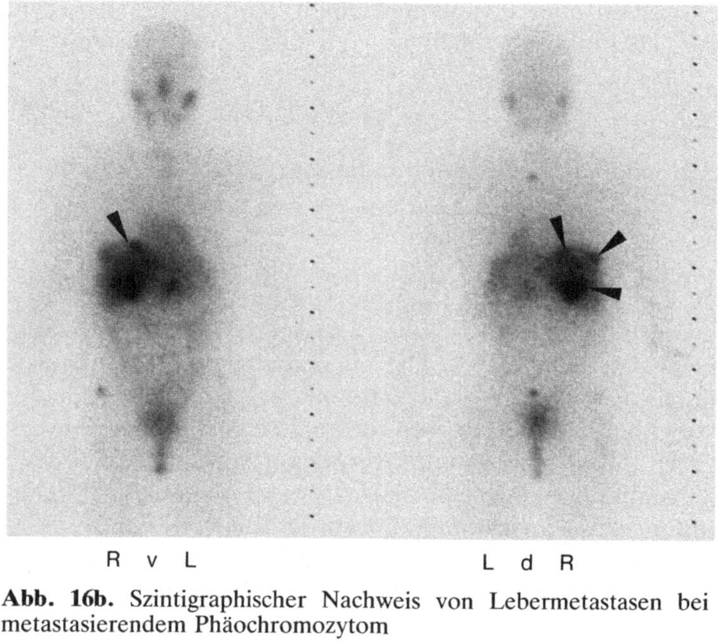

Abb. 16b. Szintigraphischer Nachweis von Lebermetastasen bei metastasierendem Phäochromozytom

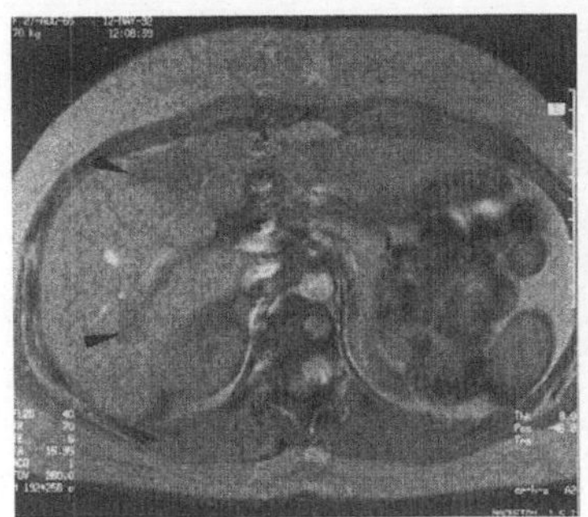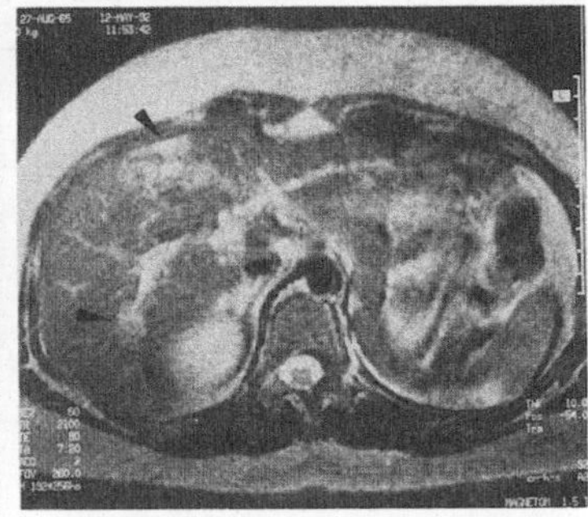

Abb. 16c. Kernspintomographie: Bestätigung des szintigraphischen Befundes (**b**) auf den T1- und T2-gewichteten Aufnahmen

ren zur Lokalisation von Phäochromozytomen bis zur Einführung der MIBG-Szintigraphie [2, 136, 179, 221]. Die MIBG-Szintigraphie eignet sich zur Ganzkörperuntersuchung bei Patienten mit Verdacht auf primäre oder sekundäre Phäochromozytome. Eine anschließende Abklärung der anatomischen Beziehung des Tumors zu den Nachbargeweben mit anderen morphologisch-orientierten bildgebenden Verfahren ist in jedem Falle erforderlich. Dabei scheint neben der CT auch die Kernspin-Tomographie (NMR) an Bedeutung zu gewinnen (Abb. 16a–c). Erste klinische Studien haben gezeigt, daß T2-gewichtete Signale charakteristische Bilder des Phäochromozytoms liefern können und damit die funktionelle Natur des Tumors aufklären können [63, 187]. Auf eine mögliche Vorgehensweise bei der Diagnostik und Therapie des Phäochromozytoms weist das folgende Fließdiagramm hin (Schema 3).

Da metastatische oder nichtresezierbare Phäochromozytome gegen eine externe Strahlentherapie sehr resistent sind und verschiedene Chemotherapieschemata keine

Klinischer Verdacht auf Phäochromozytom
Neurofibromatose mit Hypertension
MEN-IIA- vs. MEN-IIB-Syndrome
normal
Katecholamine – Urin und Plasma
anormal
mehrdeutig
131I-MIBG-Szintigraphie
klinische Untersuchung
Wiederholung
mehrdeutig
„positiv“-Untersuchungen
klinische Nachuntersuchung
Clonidinsuppressionstest
malignes Phäochromozytom
„benignes“ Phäochromozytom
negativ
„negativ“-Untersuchungen
medikamentöse Behandlung
MIBG-gesteuerte Computertomographie
Untersuchung klinischer und biochemischer Befunde
Chemotherapie, wenn 131I-MIBG-Uptake gering
medikamentöse Behandlung
positiv
Therapie mit 131I-MIBG wenn Uptake gut
chirurgische Resektion
123I-MIBG-Szintigraphie
venöses Sampling
computertomographisches Screening
neue Symptome und biochemische Befunde
medikamentöse Behandlung
medikamentöse Behandlung
positiv
chirurgische Resektion
Wiederholung der 131I-MIBG-Untersuchung

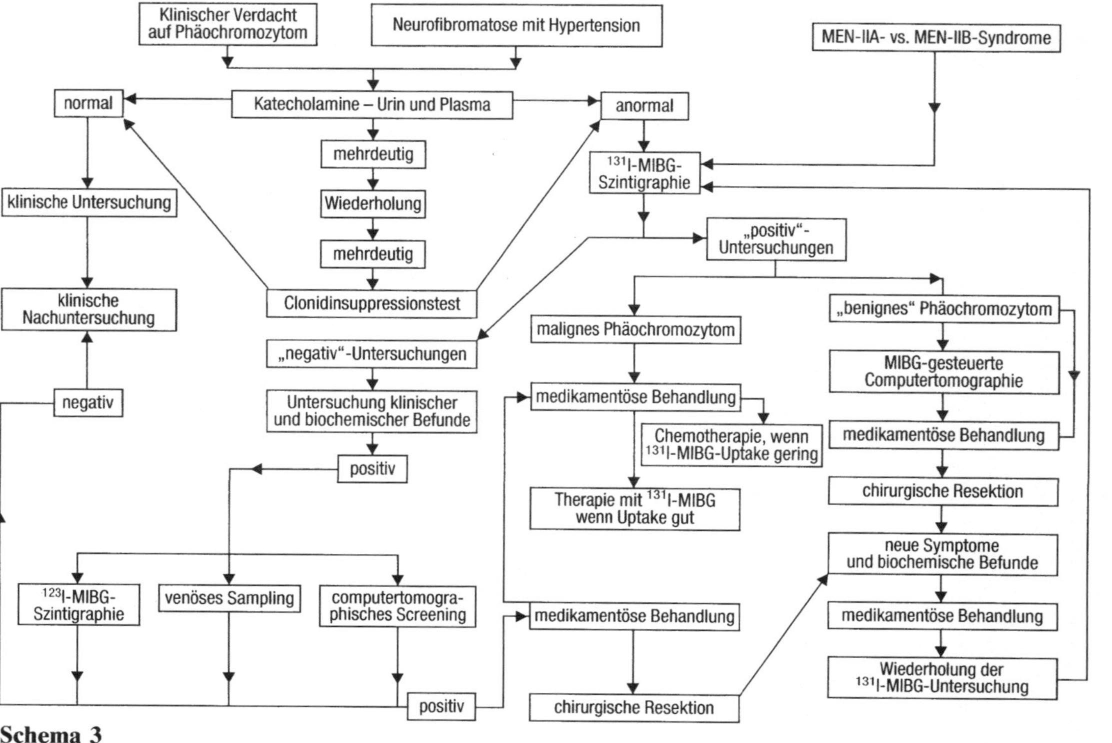

Schema 3

befriedigenden Therapieerfolge gezeigt haben [52, 102, 123], legte die Speicherung von 131-I-MIBG im Phäochromozytom den Gedanken nahe, mit dieser Substanz den Versuch einer direkten Tumorbestrahlung zu machen. Für eine effektive Strahlentherapie sollte die absorbierte Strahlendosis die der externen Therapie übersteigen. Daher wird eine Tumordosis von 20 Gy/3,7 GBq als Zieldosis angestrebt, um einen Therapieeffekt erwarten zu können.

Ultraschall, CT, Knochenszintigraphie mit 99m-Tc-Phosphatkomplexen, die Knochenmarkszintigraphie mit 99m-Tc-Kolloiden sowie die konventionelle Radiologie und häufig multilokuläre Knochenmarkbiopsien stellen das diagnostische Spektrum beim Neuroblastom dar. Neuerdings gewinnt auch das NMR an Bedeutung, besonders für die nichtinvasive Lokalisation von Knochenmarkprozessen [111, 163].

Obwohl die primitive Neuroblastomzelle keine größeren Mengen Katecholamine synthetisieren kann, so produziert sie doch die Vorstufen von Adrenalin und Nordadrenalin, das Dopamin und die Homovanillinmandelsäure, ein Dopaminmetabolit im Urin. Trotz dieses unterschiedlichen Verteilungsmusters der Katecholaminproduktion und Sekretion besitzen die meisten Neuroblastome einen Katecholaminspeichermechanismus und damit die Fähigkeit, MIBG zu speichern. Hieraus erklärt sich die Möglichkeit, dieses Radiopharmakon zur Szintigraphie zu nutzen [56, 57, 78, 125, 163].

Die Möglichkeit der Aminspeicherung besteht in weitem Umfang im neuroendokrinen System. Da viele Tumoren und Gewebe der Fähigkeit des „Amineprecursor uptake and decarboxylation" (APUD) besitzen, sind viele von ihnen bisher durch die MIBG-Szintigraphie dargestellt worden [159].

Radiopharmaka – Pharmakokinetik

Wieland et al. [244] untersuchten jodmarkierte ortho-, para- und meta-Isomere des Jodobenzylguanidins. Dabei handelt es sich um physiologische Analoge des Noradrenalins und Guanethidins. Die höchste Anreicherungsrate der 131-I-Isomere im Nebennierenmark fand sich für das 131-I-meta-iodobenzylguanidin (131-I-MIBG) bei geringer Anreicherung in anderen Organen. MIBG wird ähnlich wie das Noradrenalin in die Zelle transportiert, überwiegend in den chromaffinen Speichergranula gespeichert und unter Steuerung durch Acetylcholin sezerniert.

Versuche mit Zellkulturen (SK-N-SH-Neuroblastomzellen) zeigen, daß bis zu 90 % des gespeicherten MIBG unbeeinflußt sind gegenüber dem hemmenden Effekt von Reserpin, verglichen mit nur 15 % bei Versuchen mit PC-12-Phäochromozytomzellen. Bei diesen Untersuchungen konnte ein hoher MIBG-Anteil extragranulär nachgewiesen werden [216].

Weitere Untersuchungen am Zellmodell weisen auf eine spezifische Bindung des MIBG an Proteine der Plasmamembran hin. Dabei wird eine Bindung an ein Protein mit Affinität für alphaadrenerge oder D2-Agonisten vermutet. Untersuchungen des Transportmechanismus des MIBG weisen auf 2 verschiedene Uptake-Mechanismen hin: das Uptake-System I ist charakterisiert durch Natriumabhängigkeit, niedrige Kapazität, schnelle Sättigung, Temperatur-, Sauerstoff- und Energieabhängigkeit, und stellt damit einen aktiven Uptake dar [156]. Bei diesem Uptake-Mechanismus konkurrieren MIBG und Noradrenalin.

Das Uptake-System II ist natriumunabhängig, zeigt überwiegend keine Sättigung, ist energie- und temperaturunabhängig [33] und läuft über eine passive Diffusion ab [156]. Bei niedrigen MIBG-Konzentrationen laufen beide Uptake-Systeme ab, während bei hohen Konzentrationen (> 10 M) überwiegend (75–100 %) der natriumunabhängige Prozeß abläuft.

Wie bereits erwähnt, ähnelt MIBG von der chemischen Struktur her dem endogenen Neurotransmitterhormon Noradrenalin sowie dem Ganglienblocker Guanethidin (s. Abb. 6) [242, 243].

Die Gewebeverteilung zeigt, daß MIBG in vielen Geweben nachweisbar ist, die höchste Speicherrate sowie die längste Verweildauer findet sich aber im Nebennierenmark. Es ist daher nicht überraschend, daß auch Organe mit einer ausgeprägten sympathischen Innervierung wie das Herz, die Milz und die Speicheldrüsen mit MIBG dargestellt werden können. Das Radiopharmakon überwindet die Blut-Hirn-Schranke nicht und reichert sich daher auch nicht in den Neuronen des zentralen Nervensystems an [242, 243]. Innerhalb des Nebennierenmarks ist die Speicherung von MIBG vorwiegend auf die intrazellulären Speichergranula beschränkt, wie durch subzelluläre Gewebefraktionierungen [242, 243] nachgewiesen wurde. HPLC-Untersuchungen von präoperativ mit 131-I-MIBG markierten Phäochromozytomen zeigten außerdem, daß das MIBG unverändert in den Zellen gespeichert wird [242].

Nach histopathologischen Vergleichsuntersuchungen [28] ist der Umfang der Speicherung bei diagnostischen Anwendungen von MIBG auch von der Zahl der Speichergranula in den Tumorzellen abhängig. So fanden sich bei Paragangliomen 0,002–0,14 %, bei Phäochromozytomen 0,01–0,13 % und bei einem Ganglioneuroblastom 0,001 % der injizierten Dosis pro Gramm Tumorgewebe bei einer direkten Korrelation mit der Zahl der Granula. Nach der MIBG-Injektion erfolgt eine schnelle Ausscheidung eines Teiles des Tracers über die Nieren. Innerhalb von 30 min wird über der Harnblase eine konstante Aktivitätskonzentration erreicht. 11–26 % der injizierten Dosis werden innerhalb von 3 Stunden ausgeschieden. Innerhalb von 24 Stunden steigt dieser Anteil auf 64 % an [135]. Bei szintigraphischen Frühaufnahmen (30 min – 4 h. p. i.) findet sich eine MIBG-Speicherung in den Speicheldrüsen,

Leber, Nieren, Harnblase, Herz und basalen Lungenabschnitten. Der MIBG-Uptake in den Lungen in der initialen Phase ist dosisabhängig und kann pharmakologisch sowie durch Temperaturveränderungen beeinflußt werden [214, 215].

MIBG verhält sich analog zu anderen bioaktiven Aminen [6]. Die Konzentrationen in den Zellbestandteilen des Blutes sind ähnlich wie die im Plasma [58, 163]. Dabei werden hier ein unbekannter intrazellulärer Bindungsmechanismus sowie eine lose Bindung an niedermolekulare Plasmaproteine diskutiert.

Das Aktivitätsmaximum über dem Herzen wird sehr schnell erreicht [2 h. p. i.) [169] mit einer Reduzierung auf 20% nach 24 Stunden sowie 12,5% der 2-Stundenmenge nach 48 Stunden. Über der Leber ist das Maximum nach 5 min erreicht mit einem folgenden Plateau über 25 min. Die biologische Halbwertszeit über der Leber reicht von 8–145 Stunden ($\bar{x}$ = 45 h). Der Abfall der Ganzkörperkurve erfolgt biexponentiell mit einem schnellen Abfall in der ersten Phase; in der 2. Phase dann über 19–45 h ($\bar{x}$ = 35 h) [135]. Nach 24 h. p. i. findet sich bei allen Patienten eine MIBG-Anreicherung in den Speicheldrüsen, in Leber, Milz und Harnblase; in 50% im Herzen und den basalen Lungenabschnitten; selten in den oberen Lungenanteilen, Nieren und anderen Organen. Das normale Nebennierenmark stellt sich 24 h. p. i. in etwa 2% aller Patienten bei Verwendung von 131-I-MIBG dar. 48–72 Stunden nach der Applikation findet sich im Vergleich zu den 24-Stundenwerten eine Abnahme über Herz, Leber, den mittleren und oberen Lungenabschnitten und der Harnblase. Das normale Nebennierenmark kommt zu dieser Zeit in etwa 16% schwach zur Darstellung [169]. Die katecholaminproduzierenden Tumoren stellen sich in den meisten Fällen 24 h. p. i. mit 131-I-MIBG dar [193]. Der maximale Uptake liegt zwischen 24 und 48 Stunden mit einer großen Varianz der gespeicherten Konzentrationen [1]. Während Tumorhistologie, Invasivität, Tumorgröße, Katecholaminspiegel im Serum oder Urin bei Phäochromozytomen und Neuroblastomen keinen Einfluß auf die szintigraphische Darstellbarkeit zu haben scheinen [66, 193, 198], wird der Einfluß von Acetylcholin und Kalium auf die MIBG-Sekretion und damit ein Einfluß auf die unterschiedliche szintigraphische Darstellung diskutiert [230].

MIBG wird nicht durch die Catechol-O-methyltransferase oder die Monoaminoxydase metabolisiert [135, 168]. Urinanalysen zeigten, daß von dem injizierten MIBG 55–60% innerhalb von 24 Stunden, bis zu 90% innerhalb von 4 Tagen überwiegend unverändert über die Nieren ausgeschieden werden. 2–16% werden als freies Jodid oder 131-(123-)I-metaiodohippursäure analysiert. Mit < 2% wurden 4 weitere Metaboliten wie Iod-metaiodobenzoesäure und Iod-4-hydroxy-3-iodobenzylguanidin nachgewiesen [156]. Die renale Ausscheidung wird durch die Nierenfunktion beeinflußt. Sie verhält sich proportional zur Kreatininclearance. Über den Darm werden nur wenige Prozent der injizierten Dosis ausgeschieden. Geringe Anteile werden außerdem über die Speicheldrüsen, den Schweiß und Atem abgegeben.

Die radiochemische Reinheit von 131-I-MIBG lag bei einer Überprüfung 4 Tage nach dem Kalibrierungsdatum bei 97,94 ± 0,18% bei einer Verunreinigung durch Jodid von 1,99 ± 0,15% und einer weiteren, unbekannten Verunreinigung von 0,07 ± 0,07%. 6 Tage nach dem Kalibrierungsdatum wurden 98,11 ± 0,21% unverändertes 131-I-MIBG, 1,69 ± 0,19% Jodid sowie 0,2 ± 0,03% unbekannte Verunreinigung nachgewiesen [99], was für eine hohe in vitro-Stabilität des Komplexes spricht.

Bei den in der Diagnostik beim Menschen eingesetzten Dosen sind toxische Reaktionen nicht zu erwarten. Eine Verabreichung der 1200fachen Äquivalenzdosis des Menschen konnte bei Sprague-Dawley-Ratten keine Zeichen einer sublethalen Toxizität oder Mortalität auslösen [1].

Wechselwirkungen mit anderen Medikamenten, Substanzen und Therapieformen sind beschrieben worden [124a]. So führen Phenoxybenzamin zu einer 45%igen, Kokain zu einer 35%igen und Reserpin zu einer 54%igen Uptakereduzierung [98]. Das sympathomimetisch wirkende Phenylpropanolamin führt zu einer vermehrten Freisetzung von MIBG aus der Zelle (ähnlich wie Acetylcholin und Kalium), während 6-Hydroxydopamin über eine Veränderung der Funktion der adrenergen Neurone zu einer Reduzierung der MIBG-Konzentrationen führen kann [212]. Pharmakologische Interventionsstudien zeigten im Tiermodell, daß Reserpin, tricyclische Antidepressiva, Kokain, insulininduzierte Hypoglykämien und 6-Hydroxydopamin sowohl den adrenalen als auch den kardialen Uptake des MIBG verringern können [98, 154, 200, 242, 243]. Bei Menschen reduzieren tricyclische Antidepressiva, Phenylpropanolamin und Labetolol die MIBG-Speicherung im Nebennierenmark, Herz und den Speicheldrüsen [200]. Diese Medikamentengruppen sowie andere, die eine Katecholaminspeicherung im Gewebe negativ beeinflussen können, sollten bei Patienten, die sich einer MIBG-Szintigraphie unterziehen, vermieden werden. Ebenso wie die erwähnten Medikamente können eine vorangegangene Chemotherapie oder Strahlentherapie zu einer Uptakereduzierung führen, während ein Alkoholexzeß zu einer vermehrten Speicherung im normalen Nebennierenmark führen kann [193].

Eine zervikale Sympathektomie kann die MIBG-Speicherung in den ipsilateralen Speicheldrüsen erheblich reduzieren, während eine generalisierte autonome Neuropathie mit einem Verlust des Speichervermögens für MIBG im Herzen und den Speicheldrüsen einhergeht (Abb. 17) [110, 167, 168, 200, 201, 229].

Sobald das MIBG sich im adrenergen Gewebe angereichert hat, wird es in den intrazellulären Speichergranula gespeichert. Die MIBG-Szintigraphie reflektiert dabei den spezifischen und unspezifischen Uptake sowie die Spei-

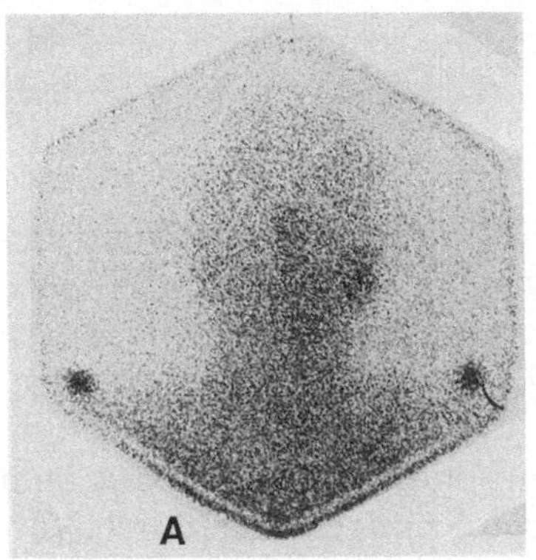
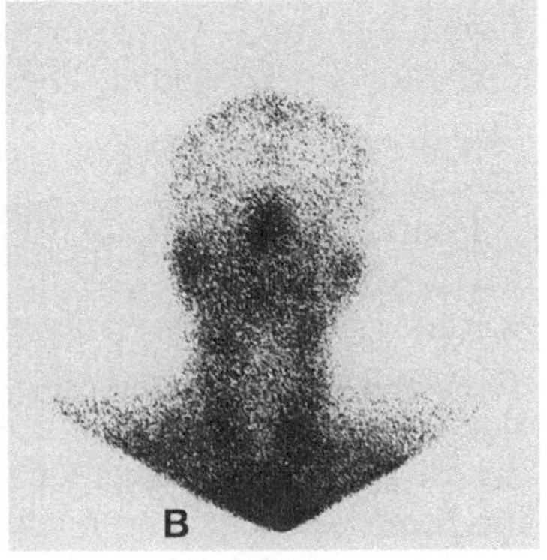

Abb. 17a, b. MIBG-Szintigraphie bei Patienten mit rechtsseitigem Horner Syndrom: fehlende Darstellung der rechtsseitigen Speicheldrüsen (A), die im 99m-Tc-Szintigramm einen normalen Uptake zeigen (B)

cherkapazität, d. h. die Funktion des dargestellten Gewebes [154].

Dosimetrie

Die berechneten Strahlenexpositionsdosen für 123-I-MIBG und 131-I-MIBG beruhen auf Daten der Gewebeverteilung beim Tier sowie Ganzkörperretentionsdaten des Menschen. Zur Berechnung wurden die MIRD-Tabellen verwendet [223]. Diese Berechnungen stimmen mit Daten überein, die aus Gewebeproben nach operativer Entfernung von Tumorgewebe sowie nach Messungen von therapeutischen 131-I-MIBG-Dosen beim malignen Phäochromozytom ermittelt wurden [126, 206, 208, 209, 223]. Die Gabe von Jodid oder schilddrüsenblockierenden Substanzen vermindert die Strahlenexposition um den Faktor 100 [126, 223]. Eine erhöhte Flüssigkeitszufuhr verbunden mit häufigen Blasenentleerungen reduziert die Blasen-,

Gonaden- und Ganzkörperdosis. Umgekehrt wird die Ganzkörperexposition bei reduzierter Nierenleistung durch die verzögerte renale Ausscheidung des MIBG erhöht [154, 230].

Pharmakologische Beeinflussungen zur Erhöhung des MIBG-Uptakes im katecholaminproduzierenden Gewebe waren bisher nicht erfolgreich, aber theoretisch könnten Reserpinalkaloide und tricyclische Antidepressiva verwendet werden, um MIBG aus den Geweben fernzuhalten, die den Typ I-Uptakemechanismus verwenden, bzw. um die Strahlenexposition nach den Szintigraphien durch Vermeidung eines Reuptakes des im Blut zirkulierenden MIBG zu verringern [200]. Die genauen Daten sind den IRCP-Tabellen zu entnehmen (s. Anhang).

Untersuchungsgang

Das Standardprotokoll zur szintigraphischen Untersuchung mit MIBG wurde von der Universität Ann Arbor/ Michigan entwickelt. Für die Szintigraphie werden 18–37 MBq 131-I-MIBG/1,7m2 Körperoberfläche oder 111–370 MBq 123-I-MIBG langsam über 20–30 sec intravenös injiziert. In Einzelfällen kann die Dosierung bei Patienten mit metastasierendem, katecholaminproduzierendem Tumor auf 74 MBq 131-I-MIBG erhöht werden. Bei Kindern sollte die Dosis auf 7,4–18,5 MBq/m2 Körperoberfläche 131-I-MIBG reduziert werden. Die langsame Applikation ist erforderlich, da es während der Traceranflutung zu einer Verdrängungsreaktion von Noradrenalin durch MIBG aus den Speichergranula und damit zu einer hypertensiven Krise kommen kann.

Die Schilddrüse muß mit Lugolscher Lösung (40 mg Jodid) Kalium iodatum (500 mg/m2 Körperoberfläche) oder Kaliumperchlorat (600 mg) pro Tag, 2 Tage vor der MIBG-Injektion beginnend bis mindestens 4 Tage danach blockiert werden.

131-I-MIBG-Szintigraphie

Die Aufnahmen werden mit einer Großfeldgammakamera mit Hochenergieparallellochkollimator und angeschlossenem Prozeßrechner durchgeführt. 24, 48 und 72 Stunden nach der Tracerapplikation werden Aufnahmen vom Kopf, Nacken, Thorax, Abdomen und Becken in dorsaler Projektion sowie vom Abdomen in ventraler Projektion angefertigt. Zusätzliche Projektionen, einschließlich seitlicher Aufnahmen können bei Bedarf, um verdächtige Herde von Überlagerungen freizuprojizieren, angefertigt werden. Bei Verdacht auf Metastasen bei einem malignen Phäochromozytom ist es wichtig, die Schädelkalotte sowie die proximalen Femur- und Tibiaanteile mit zu untersuchen, da in diesen Skelettabschnitten häufig Metastasen zu beobachten sind [156, 169, 192, 197]. Die normale 131-I-MIBG-Szintigraphie bietet wenig anatomische Informationen, so daß es sich empfiehlt, andere Organe wie Nieren oder Knochen mit einem anderen Tracer darzustellen oder Rippenbogen und Beckenkamm zu markieren (Abb. 18a) [169, 198]. Die Lokalisation pathologischer Herde ist durch die Darstellung der Nieren mit 99m-Tc-DPTA oder 99m-Tc-DMSA, des Skeletts mit 99m-Tc-Phosphatkomplexen, der Leber und Milz mit 99m-Tc-Kolloid (Abb. 18b) sowie eine Blutpoolmarkierung möglich. Wegen der besonders bei Spätaufnahmen langen analogen Aufnahmezeiten sowie zur späteren Bearbeitung empfehlen sich digitale Aufnahmen, mit denen die Aufnahmezeiten verkürzt werden können.

Bei einer Dosis von 18 MBq 131-I-MIBG werden Aufnahmezeiten von etwa 20 min/Aufnahme benötigt, um 100000 counts zu erreichen.

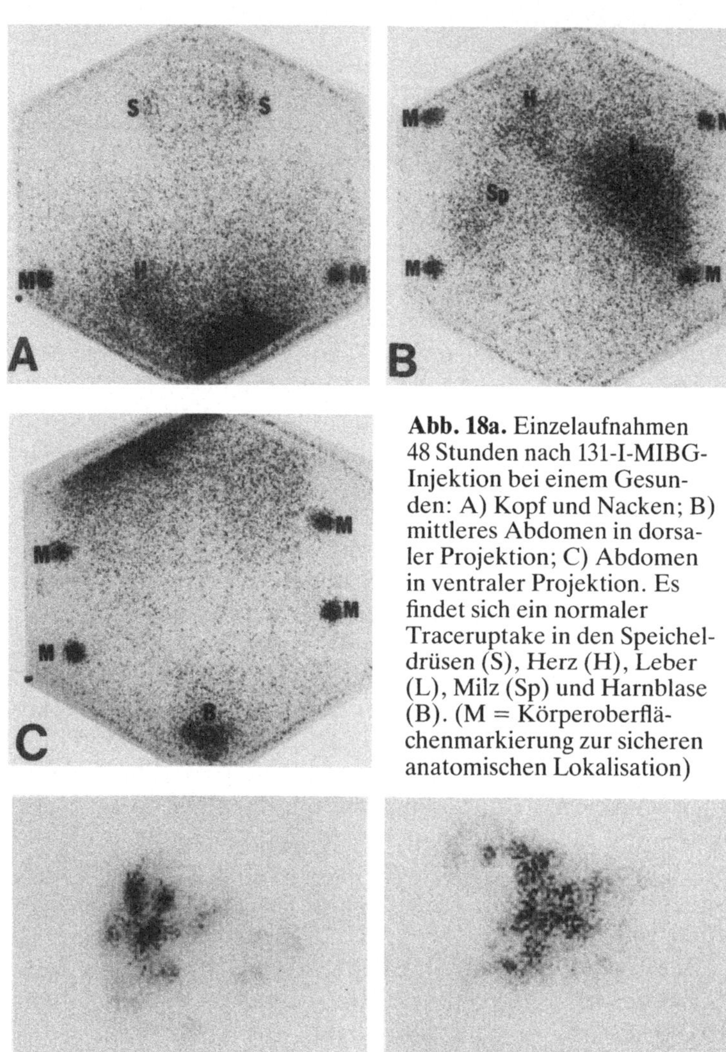

Abb. 18a. Einzelaufnahmen 48 Stunden nach 131-I-MIBG-Injektion bei einem Gesunden: A) Kopf und Nacken; B) mittleres Abdomen in dorsaler Projektion; C) Abdomen in ventraler Projektion. Es findet sich ein normaler Traceruptake in den Speicheldrüsen (S), Herz (H), Leber (L), Milz (Sp) und Harnblase (B). (M = Körperoberflächenmarkierung zur sicheren anatomischen Lokalisation)

Abb. 18b. Dünndarmcarcinoid mit intrahepatischer Metastasierung: im 131-I-MIBG-Szintigramm (links) Traceranreicherung in multiplen Lebermetastasen. Das Leberszintigramm (rechts) mit 99m-Tc-Phytat zeigt besonders im rechten Leberlappen Speicherdefekte im Bereich des Tumorgewebes

123-I-MIBG-Szintigraphie

123 Jod hat gegenüber 131-Jod als Nuklid für die Markierung von MIBG eine Reihe von Vorzügen. Die Photonenenergie ist geeigneter für die Untersuchung an der Gammakamera, woraus eine höhere Nachweiswahrscheinlichkeit resultiert. Außerdem sind die Kamerakollimierung einfacher und die Strahlenexposition geringer [164]. So bedeuten 370 MBq 123-I-MIBG als diagnostische Dosis die gleiche Strahlenexposition wie 18,5 MBq 131-I-MIBG [223]. Die kürzere physikalische Halbwertszeit von 123-Jod, die die geringere Strahlenexposition bewirkt, hat jedoch auch den Nachteil, daß die hohe nutzbare Photonenausbeute im Verlauf der Zeit schnell abnimmt, so daß Langzeitkontrollaufnahmen nicht möglich sind.

Als Dosis für die Szintigraphie werden, in Abhängigkeit vom Alter des Patienten, 111–370 MBq 123-I-MIBG empfohlen. Die Aufnahmen erfolgen, wie bei der 131-I-MIBG-Szintigraphie an einer computerassistierten Gammakamera, aber mit einem Niederenergiekollimator. Dabei werden die Aufnahmen, wie oben beschrieben, in Einzelprojektionen oder nach der Ganzkörpertechnik in 2 Ebenen 4 und 24 h. p. i., in Einzelfällen bis 48 h. p. i. durchgeführt. Ein weiterer Vorteil der niedrigen Energie und der hohen Photonenausbeute beim 123-I-MIBG ist die Möglichkeit, nach der Tracerapplikation Aufnahmen nach der Single-Photonen-Emissionscomputertomographie-Technik (SPECT) anzufertigen (Abb. 19, 22a und b).

SPECT erlaubt die Lokalisation der Aktivitätsanreicherung in der axialen, sagittalen und coronalen Schnittebene. Dies kann nützlich sein zur Beurteilung der Aktivitätsanreicherung in der normalen Nebenniere oder der Homogenität der intratumoralen Tracerverteilung bei der Berechnung von Tumordosen [151].

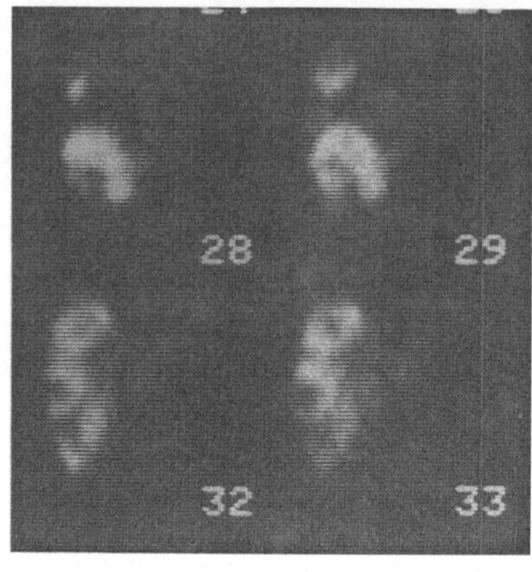

Abb. 19. SPECT-Untersuchung 24 h.p.i. von 185 MBq 123-I-MIBG bei metastasierendem malignem Phäochromozytom: die coronalen Schnittbilder zeigen die inhomogene Tracerverteilung in den Metastasen, die zentrale Nekrosen aufweisen

Nebenwirkungen

Durch eine langsame intravenöse Injektion des Tracers über 20–30 sec können Nebenwirkungen weitgehend ausgeschaltet werden. Eine schnellere Injektion kann zu einem Anstieg der Pulsfrequenz sowie des Blutdruckes führen, wahrscheinlich durch eine Noradrenalinfreisetzung. Bei einer Bolusinjektion kann es zusätzlich zu einem Kälte- bis Schmerzgefühl im Abdomen kommen.

Bildinterpretation

Digitale Aufnahmen werden mit einer 64 × 64 Matrix aufgenommen. In einigen Fällen ist die unbearbeitete Information ausreichend, in vielen Fällen empfiehlt sich aber eine Glättung der Informationen sowie eine Backgroundsubtraktion von 30 %, um ein besser zu interpretierendes Bild zu erhalten. Werden für die Untersuchung 2 Nuklide verwendet, können rechnerunterstützt die anatomischen Konturen der Technetiumbilder über die 131-I-

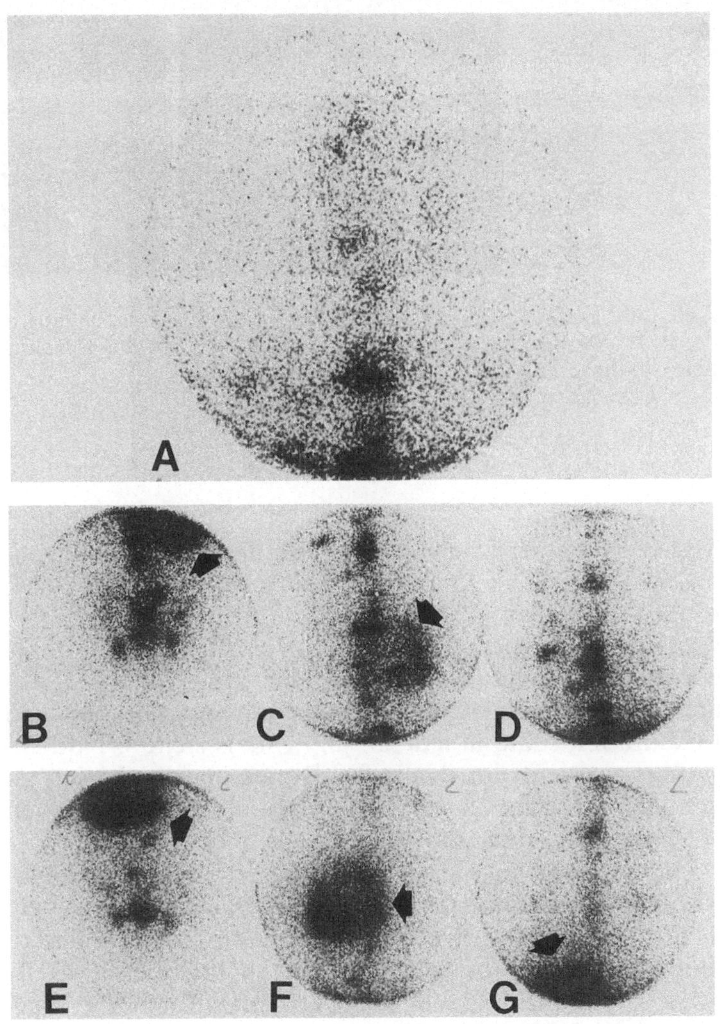

Abb. 20a. Zielaufnahmen bei malignem Phäochromozytom der rechten Nebenniere (↑): multilokuläre Knochenmetastasen. (A) Schädel und HWS; (B) Becken dorsal; (C) LWS; (D) BWS; (E) Becken ventral; (F) Abdomen ventral; (G) Thorax ventral

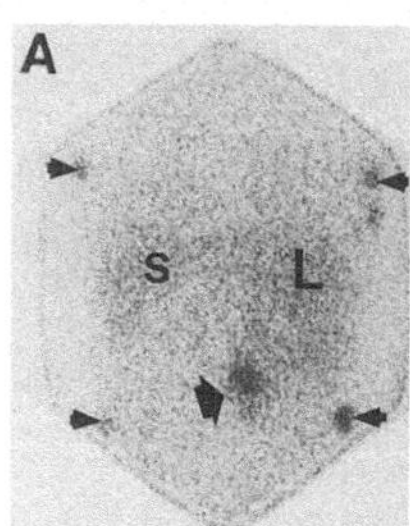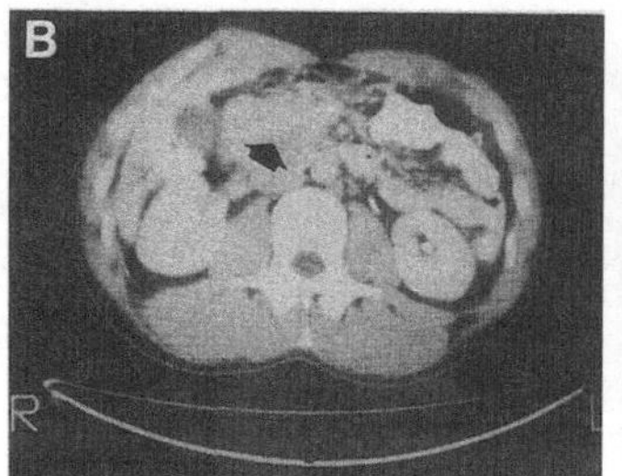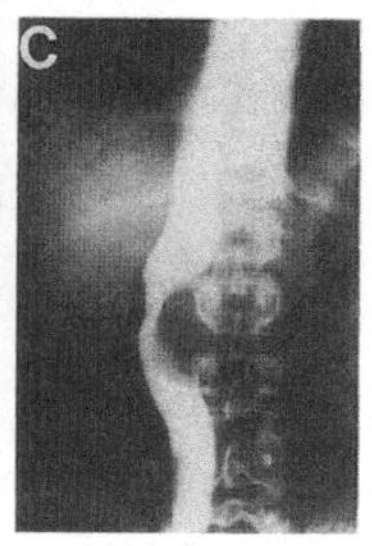

Abb. 20b. Großes intraadrenales Phäochromozytom: Darstellung in der 131-I-MIBG-Szintigraphie sowie im CT (↑). In der Cavographie deutliche Pelottierung der Vena cava inferior.
(L = Leber; S = Milz; M = Körpermarkierung)

MIBG-Bilder projiziert werden. Hierdurch wird die anatomische Zuordnung von pathologischen Aktivitätsanreicherungen erleichtert [206, 208, 209].

MIBG-Untersuchungen eignen sich für eine Ganzkörperuntersuchung zum Nachweis oder Ausschluß von vermuteten Läsionen (Abb. 20a). Nach der szintigraphischen Lokalisation sollte in jedem Falle eine gezielte CT durchgeführt werden, um damit die Beziehung der Läsion zu den anatomischen Nachbarstrukturen abklären zu können [72, 156, 199] (Abb. 20b).

Die Abschätzung des 131-I-MIBG-Uptakes in Phäochromozytommetastasen oder Neuroblastomherden, die nicht reseziert werden können, ist wichtig für die Kalkulation der Tumordosis, wenn eine hochdosierte 131-I-MIBG-Therapie angeschlossen werden soll. Serielle Messungen der MIBG-Speicherung erlauben eine semiquantitative Berechnung der Tumordosis [27, 126, 208, 209].

Ein wichtiger Schritt zur Lösung des Problems der Tumordosenberechnung ist die Volumenbestimmung des Tumors mittels Ultraschall oder CT. Die intratumorale Speicherung wird dann über 5–7 Tage durch tägliche Messungen verfolgt, wobei Aufnahmen in mehreren Ebenen erforderlich sind. Durch die Mitmessung eines bekannten 131-Jod-Standards ist eine Korrektur der Gewebeabsorption und anderer Fehlermöglichkeiten möglich. Die so gewonnenen Daten gehen in die Berechnungen nach den MIRD-Formeln ein [206, 208, 209].

Die Rechnerinformationen von der 123-I-MIBG-Szintigraphie können für eine Quantifizierung des adrenomedullären MIBG-Uptakes verwendet werden [151], während die 131-I-MIBG-Szintigraphie hinsichtlich der Tracerspeicherung nur visuell ausgewertet werden kann [169]. Die Quantifizierung des Tracer-Uptakes in der Nebennierenrinde hat sich für die Abgrenzung physiologischer und beginnender pathologischer Funktionen der Nebennierenrinde bewährt. Nach einem gleichartigen Vorgehen wurde der adrenomedulläre 123-I-MIBG-Uptake quantifiziert. Dieses kann möglicherweise zu einer Differenzierung zwischen dem normalen Nebennierenmark und einer Hyperplasie führen, sowie kleine intramedulläre Phäochromozytome sicherer nachweisen [27].

3.2.2 Phäochromozytom

Normale MIBG-Verteilung

Die physiologische Verteilung von 131-I-MIBG wurde von Nakajo et al. [169] untersucht. Die normale Nebenniere stellt sich etwa 48–72 h. p. i. in 12–16 % dar. Eine Darstellung 24 h. p. i. ist noch seltener (etwa 2–10 %). Die Intensität der intraadrenalen Anreicherung kann nach einer Stufenskala [169, 197] eingeteilt werden.

Bei der Applikation höherer Dosen (74 MBq 131-I-MIBG) zur diagnostischen Szintigraphie oder bei posttherapeutischen Szintigraphien mit Therapiedosen von 3,7–7,4 GBq 131-I-MIBG sind die Nebennieren in den meisten Fällen deutlich darstellbar [32, 208, 209]. Die

Speicheldrüsen sowie die nasopharyngeale Schleimhaut stellen sich normalerweise bei jeder Untersuchung dar. Dies ist auf die gute sympathische Innervierung dieser Gewebe zurückzuführen. Die sympathische Innervation des Herzens erlaubt eine Darstellung des Myokards mit MIBG. Der MIBG-Uptake ist variabel und verhält sich umgekehrt proportional zu den Serumkatecholaminspiegeln. Eine deutliche Darstellung des Herzmuskels 24 Stunden nach Injektion von 131-I-MIBG macht das Vorliegen eines funktionell aktiven Phäochromozytoms unwahrscheinlich [166].

Das Organ mit der höchsten absoluten MIBG-Speicherung ist die Leber. Das Speichermaximum ist nach 24 Stunden erreicht und nimmt dann schnell ab. Die Leberclearance erfolgt schneller als die Tumorclearance. In Tierversuchen konnte bei Hunden ein Verhältnis Nebennierenmark/Leber von 680:1 nachgewiesen werden [156, 169]. Der Milzuptake ist bei allen Patienten nachweisbar und steigt zwischen 24 und 48 Stunden an. Er verhält sich also umgekehrt zur Leber. Es wird angenommen, daß dies mit der sympathischen Innervierung der Milz zusammenhängt [169].

Die Ausscheidung von MIBG erfolgt über die Nieren. Innerhalb von 24 Stunden nach der Tracerinjektion werden etwa 60% ausgeschieden. Daher lassen sich die Nieren 2 h. p. i. szintigraphisch darstellen und sind, in Abhängigkeit von der Nierenfunktion teilweise über mehrere Tage nachweisbar. Auf den normalen Aufnahmen stellt sich häufig die Harnblase durch die Aktivitätsanreicherung im Urin dar. Diese Aktivität kann dazu führen, daß Phäochromozytome im Bereich des kleinen Beckens überdeckt werden. Daher sollte vor der Szintigraphie der Patient aufgefordert werden, die Blase zu entleeren. Zusätzlich können in Zweifelsfällen die ableitenden Harnwege mit 99m-Tc-DTPA dargestellt werden.

In 15–20% aller Szintigraphien läßt sich Aktivität im Darmtrakt nachweisen. Dies kann zu Schwierigkeiten bei der Bildinterpretation führen, wenn bei den Verlaufsaufnahmen sich die Lokalisation des Aktivitätsdepots durch die Darmperistaltik nicht ändert. Das Maximum wird allgemein nach 24 Stunden erreicht [169]. Es könnte sich hierbei um eine Anreicherung in der Darmwand über autonome neurale Elemente oder eine Sekretion aus der Leber in das Darmlumen handeln.

Unmittelbar nach der Tracerinjektion bis zu 4 Stunden danach findet sich eine Anreicherung in der Lunge. Es wird angenommen, daß es sich hierbei um einen Uptake aufgrund unspezifischer Diffusion in Endothelzellen infolge der hohen initialen Konzentrationen von 131-I-MIBG handelt.

Wahrscheinlich wegen der ausgeprägteren Perfusion ist die Anreicherung in den basalen Lungenanteilen am ausgeprägtesten. Diese Speicherung führt aber in der Regel zu keiner Beeinträchtigung der Interpretation der Szintigramme.

Die Verteilung des 123-I-MIBG ist der des 131-I-MIBG vergleichbar, das Auflösungsvermögen ist aber wegen der höheren Photonenausbeute besser [105, 150, 151] (Abb. 21). Das Nebennierenmark stellt sich nach der Injektion von 111–370 MBq 123-I-MIBG regelmäßig dar. Nach 22 Stunden lassen sich durch quantitative Messungen 0,01 bis 0,3 % der applizierten Dosis nachweisen [27]. Diese Technik der Quantifizierung kann zu einer höheren Objektivierung der visuellen Auswertung, besonders in Grenzfällen führen.

Die Speicheldrüsen lassen sich gut darstellen. In einigen Fällen findet sich sogar eine diskrete Anreicherung in den Tränendrüsen, die mit 131-I-MIBG nicht dargestellt werden können. 123-I-MIBG kann verwendet werden, um die sympathische Innervation des Herzens zu untersuchen. Der Uptake ähnelt dem des 201-Thallium [127] und kann reduziert werden durch hohe Katecholaminspiegel im Plasma, tricyclische Antidepressiva und Phenylpropanolamin, die alle auf den

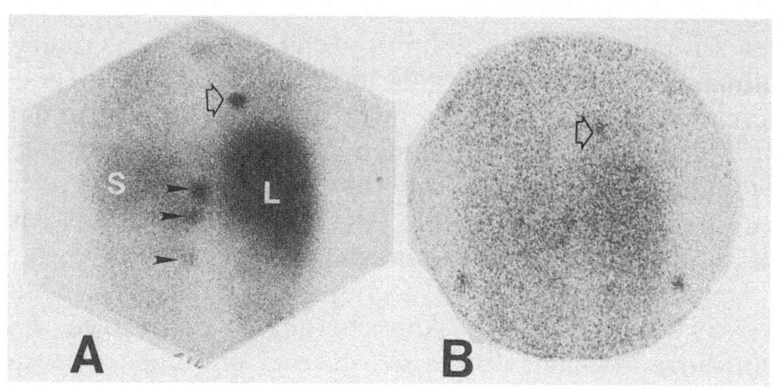

Abb. 21. Szintigraphie bei Pat. mit metastasierendem Phäochromozytom (Abdomen in dorsaler Projektion)
(A) 370 MBq 123-I-MIBG (24 h.p.i.)
(B) 18,5 MBq 131-I-MIBG (24 h.p.i.)
→ Tumorrestgewebe nach Teilresektion
⇒ Rippenmetastase (L = Leber; S = Milz)

sympathischen neuronalen Uptakemechanismus wirken [166, 206].

Der kardiale Uptake kann ebenfalls durch eine autonome Neuropathie und unmittelbar nach einem akuten Herzinfarkt reduziert sein [201].

Frühaufnahmen (< 18 h. p. i.) zeigen häufig Aktivität in den Dünndarmschlingen, die sich auf späteren Aufnahmen in den Dickdarm verschiebt. Der Dickdarm ist jedoch manchmal auch schon auf den früheren Aufnahmen dargestellt.

Die Möglichkeit für SPECT-Aufnahmen nach der Injektion von 123-I-MIBG wurde schon erwähnt, und bietet die Möglichkeit, ähnlich wie nach der Injektion von 201-Thallium, Schichtaufnahmen des Myokards in verschiedenen Schnittebenen durchzuführen. Auch die normale Nebenniere läßt sich auf den Schichtaufnahmen gut darstellen [127, 150, 151, 201, 203] (Abb. 22a, b).

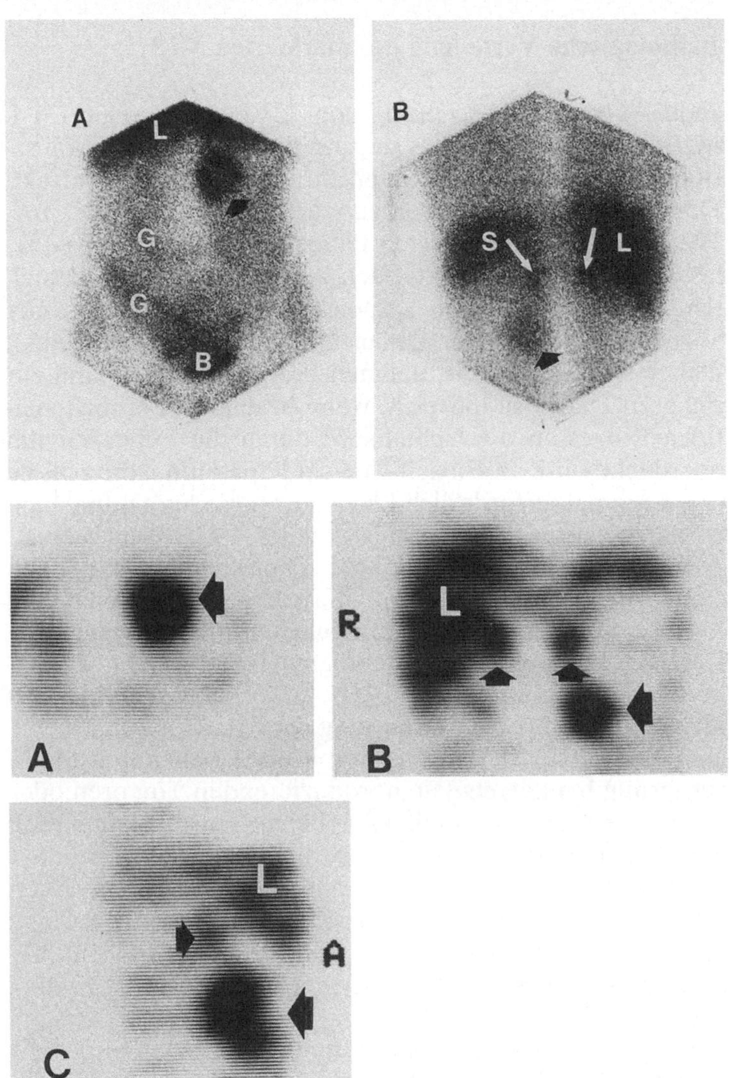

Abb. 22a, b. Extraadrenales Phäochromozytom (←), dargestellt mittels SPECT (Single Photonen Emissionscomputertomographie) in 3 Schichtebenen. Die beiden Nebennieren (↑) zeigen eine normale Tracerspeicherung

Pathologische Verteilung des markierten MIBG

Jede Aktivitätsanreicherung von 123-I-MIBG oder 131-I-MIBG außerhalb der als normal beschriebenen Lokalisationen (Speicheldrüsen, Herz, Leber, Milz, Harntrakt, Darm) ist als pathologisch zu werten [150, 151, 156, 169, 192, 197, 203]. Die meisten Phäochromozytome ($>$ 80 %) lassen sich auf den 24-Stunden-Aufnahmen sicher darstellen, da der Tumor die gespeicherte Aktivität langsamer abgibt als die übrigen Organe (Farbtafel 5, oben links). Daher sind spätere Aufnahmen bis zu 72 h. p. i. dann zur sicheren Diagnose hilfreich, wenn besonders bei rechtsseitigen Prozessen die Nebenniere durch die Leberaktivität überdeckt wird. In Einzelfällen sind Spätaufnahmen bis zu 6–7 Tage p. i. erforderlich [207]. Für diese Spätaufnahmen ist natürlich die Verwendung von 131-I-MIBG angezeigt. Andererseits kann die höhere Photonenausbeute beim 123-I-MIBG auf früheren Aufnahmen manchmal die Lokalisation der Läsionen ermöglichen, die sonst mit 131-I-MIBG erst auf den Spätaufnahmen dargestellt werden konnten [150, 151, 201, 203]. Die Diskussion um das ideale Nuklid für die Markierung des MIBG ist kontrovers [144, 155, 193]. In den Fällen mit einer bekannten Metastasierung bei katecholaminproduzierenden Tumoren oder einer Knochenmarkbeteiligung beim Neuroblastom muß dem axialen Skelett größte Aufmerksamkeit geschenkt werden. Im normalen Szintigramm finden sich in diesen Körperabschnitten auf den Frühaufnahmen nur geringe diffuse Muskelanreicherungen. Jede ossäre Anreicherung, besonders im Knie- oder Sprunggelenkbereich ist tumorverdächtig [78, 163, 203].

Intraadrenale Phäochromozytome stellen sich im Szintigramm normalerweise als intensive Traceranreicherung dar (Farbtafel 5, oben rechts). Die typische Lokalisation kann man durch die parallele Darstellung der Nieren bestätigen. Die Abgrenzung eines normalen Traceruptakes im Nebennierenmark und einer diskreten Anreiche-

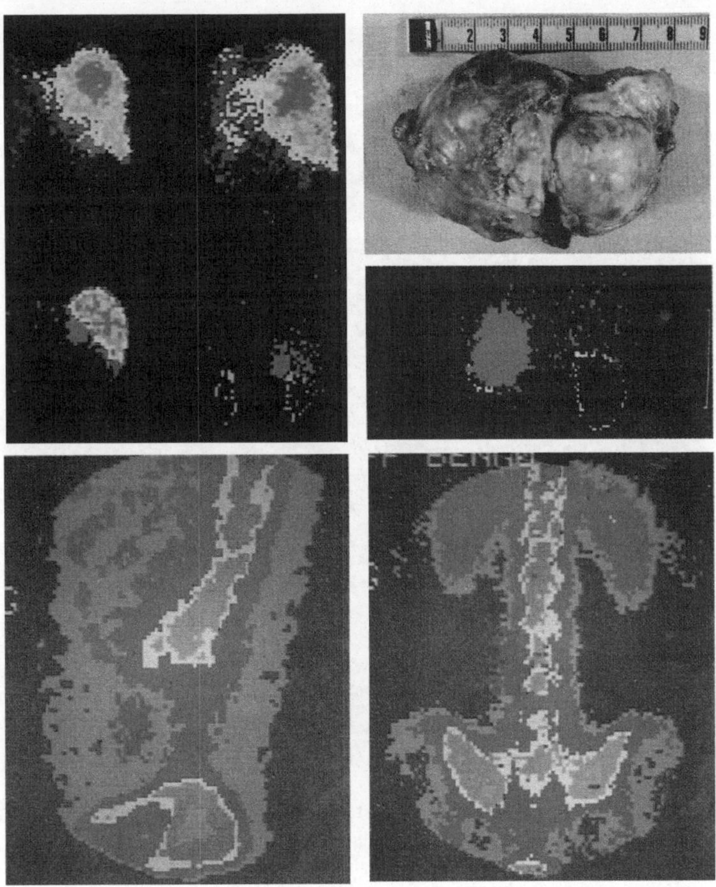

Farbtafel 5. Oben re.: intraadrenales benignes Phäochromozytom mit Operationspräparat. Oben li.: 131-I-MIBG-Kinetik nach intravenöser Injektion: (1) 15 min; (2) 2 h; (3) 24 h und (4) 72 h.p.i. des Tracers. Während sich auf den frühen Aufnahmen die Aktivität überwiegend in der Leber anreichert, grenzt sich das linksseitige Phäochromozytom auf den späteren Aufnahmen deutlich von der Umgebung ab. Unten li. und re.: 48 h.p.i. von 18,5 MBq 131-I-MIBG Darstellung eines malignen Phäochromozytoms links paravertebral (Zuckerkandl'sches Organ) (rot). Eine operativ gesicherte benachbarte Lymphknotenmetastase konnte weder szintigraphisch noch computertomographisch dargestellt werden

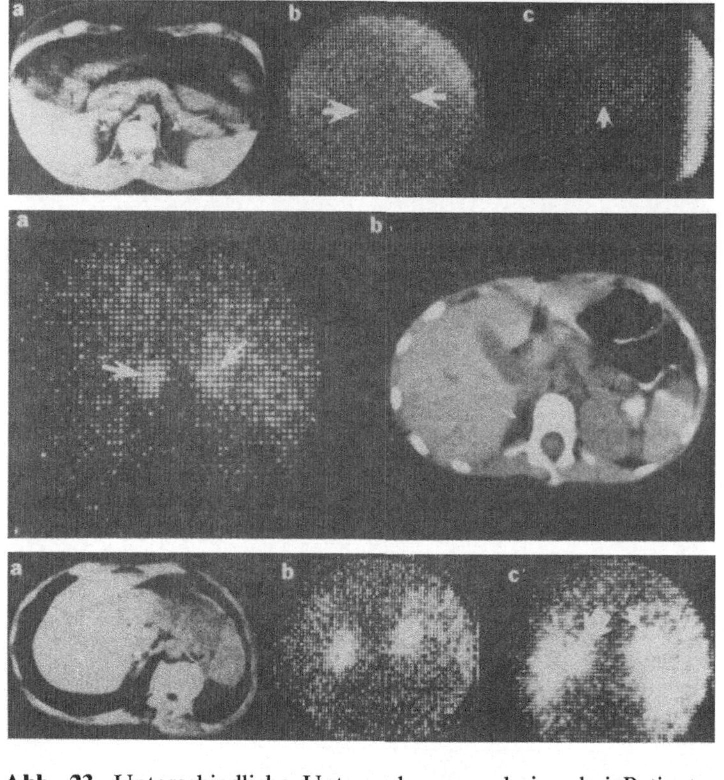

Abb. 23. Unterschiedliche Untersuchungsergebnisse bei Patienten mit Multipler Endokriner Neoplasie (MEN 2a)
obere Reihe: (A) abdominelle CT: normale linke und fraglich vergrößerte rechte Nebenniere (→). (B und C) keine sicher pathologische 131-I-MIBG-Anreicherung in der dorsalen und lateralen Aufnahme des mittleren Abdomens.
mittlere Reihe: (A) Bilaterale symmetrische Darstellung der Nebennieren (→) in der 131-I-MIBG-Szintigraphie.
(B) Unauffälliges CT.
untere Reihe: (A) Vergrößerte rechte Nebenniere (↑) im CT. Die linke, ebenfalls vergrößerte Nebenniere ist in dieser Schicht nicht dargestellt.
(B) Deutlich pathologische Traceranreicherung beidseits.
(C) Darstellung beider Nebennieren (↑) bei gleichzeitiger Markierung der Nieren

rung in einer kleinen Läsion kann schwierig sein. Dieses Problem tritt besonders bei Patienten mit MEN 2 Syndrom auf wegen der langsamen Entwicklung des Phäochromozytoms mit einer gering gesteigerten MIBG-Speicherung [27, 169, 210, 234] (Abb. 23, 24). Besonders in diesen Fällen kann die Quantifizierung des 123-I-MIBG-Uptakes hilfreich sein.

Die 131-I-MIBG-Szintigraphie ist erfolgreich bei der Lokalisation der meisten Phäochromozytome, unabhängig, ob es sich um primär-intraadrenale [156, 169, 192, 197], primär-extraadrenale, sowohl intraabdominale oder intrathorakale [118, 198, 210, 211, 234] Läsionen, Tumorrezidive [118, 211], Tumorrestgewebe [118, 211] oder Metastasen [199] handelt.

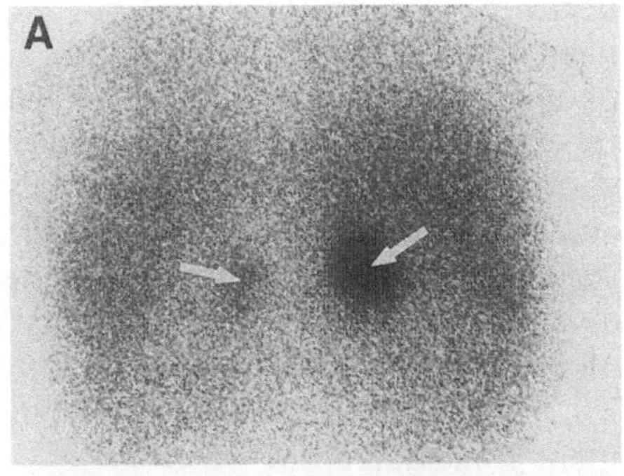

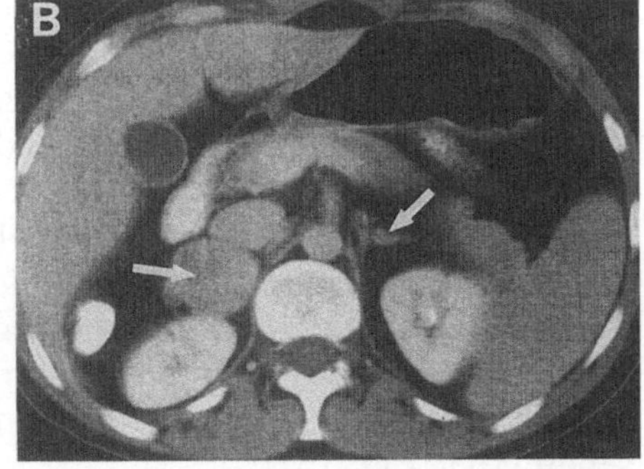

Abb. 24. 131-I-MIBG-Szintigraphie und CT eines 24jährigen Patienten mit MEN 2b Syndrom: auffällige Größendifferenz der intraadrenalen Phäochromozytome

Außerdem hat sich die 131-I-MIBG-Szintigraphie als nützlich erwiesen bei der Tumorlokalisation bei Syndromen, die mit einer Prädisposition zu Phäochromozytomen einhergehen wie multiple endokrine Neoplasien (MEN 2a und 2b) [117, 210, 234], von Hipple-Lindau-Syndrom, Neurofibromatose [116, 117], Carney's Trias (Leiomyosarkom des Magens, pulmonale Hamartome und multifokale extraadrenale Phäochromozytome) sowie das familiäre Phäochromozytom [82] (Tabelle 14). Tabelle 15 gibt eine Übersicht über die in der Literatur veröffentlichten Daten [169]. Eine Einzeluntersuchung mit einer geringeren Sensitivität als die in Tabelle 15 wurde publiziert [100].

In der Literatur sind bei 1013 untersuchten Patienten nur 8 falsch-positive 131-I-MIBG-Szintigraphiebefunde berichtet worden. Dabei ist der Ausdruck „falsch-positiv" nicht in allen Fällen zutreffend: 3 dieser Befunde waren bedingt durch Aktivitätsanreicherungen im Urogenitaltrakt (Hydronephrose n = 2; Harnblase n = 1), 2 waren verbunden mit anderen neuroendokrinen Tumoren. In je einem Fall lag eine adrenale Hyperplasie bzw. eine Metastase eines Chorionkarzinoms in der Nebenniere vor. Bei einer Patientin kam es zu einer alkoholinduzierten Nebennierenmarkstimulierung mit vermehrter Speicherung von MIBG, die später bei einer Kontrolluntersuchung nicht mehr reproduzierbar war.

Falsch negative Befunde bleiben problematisch. Es besteht keine sichere Beziehung zu der Lokalisation der Läsion, zum Alter oder Geschlecht der Patienten, zum Typ, der hormonellen Aktivität oder der Histologie des Tumors [192].

Eine Dosiserhöhung von 131-I-MIBG kann zu einer diskreten Anreicherung bei ursprünglich negativen Szintigraphien führen, die Strahlenexposition bei diesem Nuklid setzt der Dosiserhöhung jedoch Grenzen. Als Alternative ist in solchen Fällen die Verwendung von 123-I-MIBG zu sehen [105, 150, 151].

Tabelle 14. Ergebnisse der ^{131}I-MIBG-Szintigraphie bei Phäochromozytom (Univ. of Michigan 1980–1985)

	Gesamt	Richtig positiv	Richtig negativ	Falsch positiv	Falsch negativ
Sporad. intraadrenales Phäo.	34	31	0	0	3
Sporad. extraadrenal abdominal	11	9	0	0	2
Sporad. extraadrenal thorakal	11	11	0	0	0
	(1 maligne)				
Lokalisation unbekannt	5	0	0	0	5
MEN 2a und 2b	37	22	13	0	2
	(3 maligne)				
Neurofibromatose	15	5	10	0	0
	(2 maligne)				
v.-Hippel-Lindau-Syndrom	3	3	0	0	0
	(1 maligne)				
Phäo. familiäres	3	3	0	0	0
	(2 maligne)				
Sporad. maligne	65	57	0	0	8
„Falsch-positiv"	3	0	0	3[a]	0
Phäo. ausgeschlossen (biochem. völlig normal)	165	0	165	0	0
Phäo. wahrsch. ausgeschlossen (nicht diagnost. Katecholaminwerte, aber Röntgen und Nachbeobachtung negativ)	210	0	210	0	0
Gesamt	562	141	398	3	20

[a] Ein Fall: retroperitoneal-neuroendokriner Tumor (nicht katecholaminsekretierendes atypisches Schwannom), metastat. Chorionkarzinom und dilat. Nierenbecken.

Tabelle 15. Ergebnisse der ^{131}I-MIBG-Szintigraphie bei Phäochromozytom (Zusammenfassung)

Studienort	Anzahl	RP	FP	RN	FN	Sens.	Spec.	−PVG	+PVG	Präva-lenz	Ref.
Michigan	562	141	3	398	20	88	99	98	95	26	−
Deutsche Serien (zusammengefaßt)	191	56	1	126	8	88	99	94	98	34	89
Southampton, England	46	21	1	21	3	88	95	88	95	52	90
Mayo Clinic, USA	42	15	1	22	4	79	96	85	94	45	91
Französische Serien[a] (zusammengefaßt)	99	42	2	51	4	91	96	95	92	46	85
Tours, Frankreich	27	8	1	17	1	89	94	94	89	33	75

RP richtig-positiv, *RN* richtig-negativ, *FP* falsch-positiv, *FN* falsch-negativ
Sens. Sensitivität, *Spec.* Spezifität
+*PVG* positive Vorhersagegenauigkeit
−*PVG* negative Vorhersagegenauigkeit
[a] Nicht eindeutige „negative" wurden „richtig-negativen, nicht eindeutige „positive" wurden „richtig-positiven" Fällen zugerechnet

Die Ergebnisse mit 123-I-MIBG sind sehr ermutigend [105, 150, 151]. Bei 21 Patienten mit bekanntem oder vermutetem Phäochromozytom konnte die Läsion szintigraphisch lokalisiert werden. Bei drei Patienten, bei denen sowohl die 131-I-MIBG-Szintigraphie als auch die CT negativ waren, gelang die Darstellung des katecholaminproduzierenden Tumors bzw. Tumorrezidivs mit 123-I-MIBG [105, 150, 151]. In 10 Fällen mit metastasierendem malignem Phäochromozytom stellten sich mehr pathologische Herde dar als in der 131-I-MIBG-Szintigraphie. Die SPECT-Untersuchung ergab bei 6 Patienten zusätzliche Informationen [151]. Diese Befunde stimmen mit denen anderer Untersuchergruppen überein [105], so daß 123-I-MIBG als das Radiopharmazeutikum der Wahl bezeichnet werden kann, soweit es jederzeit und überall verfügbar ist [150, 151, 203]. Dies ist in Europa im Gegensatz zu den USA gewährleistet.

3.2.3 Neuroblastom

131-I-MIBG hat sich als sicher für die szintigraphische Lokalisation von primären und metastasischen Läsionen des Neuroblastoms in der primären Diagnostik, dem Staging sowie in der Patientenüberwachung erwiesen [78, 163] (Abb. 25, 26). Seit der Erstbeschreibung einer szintigraphischen Lokalisation eines Neuroblastoms [100, 125, 231] sind umfangreiche Erfahrungen gesammelt worden, die in Tabelle 16 zusammengefaßt sind [57, 194]. Auch in der Neuroblastomdiagnostik hat sich 123-I-MIBG als vorteilhaft gegenüber 131-I-MIBG erwiesen wegen der besseren Bildqualität und der höheren Sensitivität im Nachweis von Tumorlokalisationen [17, 146]. Als weitere Vorteile sind

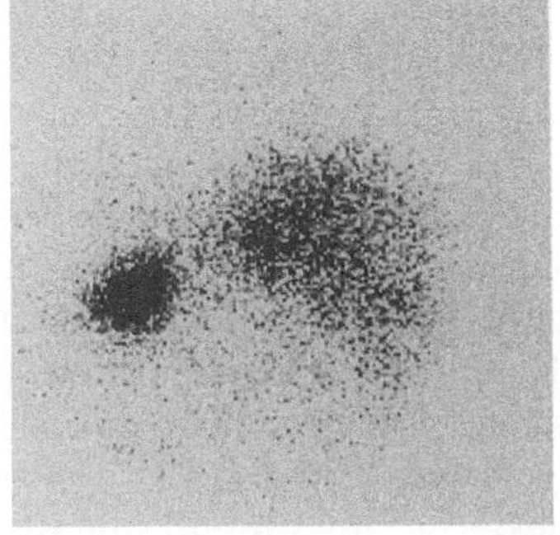

Abb. 25. 131-I-MIBG Szintigraphie mit Darstellung des Primärtumors bei einem Neuroblastom. Geringe Tracerspeicherung in der Leber (dorsale Projektion)

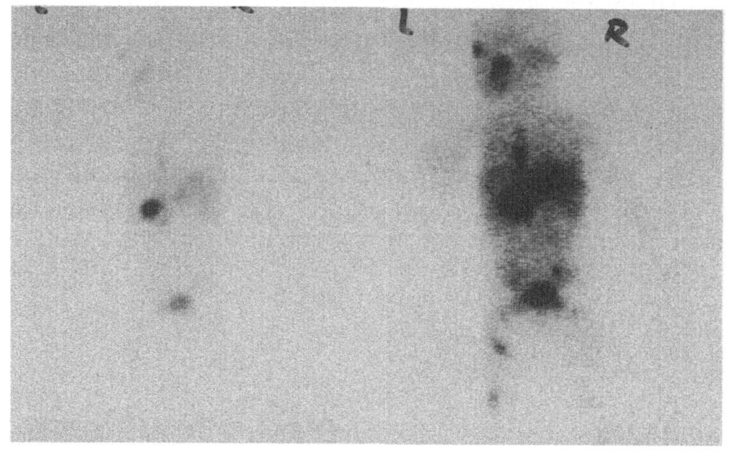

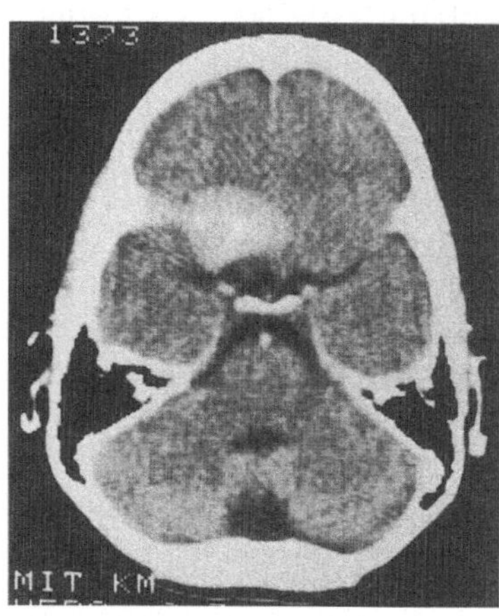

Abb. 26a, b. 131-I-MIBG-Szintigraphie (**a**) eines 8jährigen Jungen: im Ganzkörperszintigramm Darstellung des intraabdominellen Primärtumors, mehrerer Knochenmetastasen sowie einer Metastase im Schädelbereich, bei der es sich nach der CT (**b**) um eine intrazerebrale Metastase handelte

die kürzeren Aufnahmezeiten, die besonders bei der Untersuchung von Kleinkindern von Bedeutung sein können, sowie die Möglichkeit, in vielen Fällen bereits am Tage der Tracerinjektion (nach 4–6 Stunden) eine Diagnose stellen zu können, zu werten. In europäischen Zentren wird daher die Diagnostik des Neuroblastoms im Kindesalter zunehmend mit 123-I-MIBG angestrebt.

Tabelle 16. Ergebnisse der MIBG-Szintigraphie bei Neuroblastom (Zusammenfassung)

Studienort	Patienten (n)	RP	FP	RN	FN	Sens.	Spec.	−PVG	+PVG	Prävalenz	Ref.
Michigan, USA	36	28	0	3	5	85	100	38	100	92	–
Villejuif, Frankreich[a]	24	14	0	4	6	70	100	40	100	83	92
Amsterdam, Holland	26	21	0	4	1	95	100	80	100	85	79
Kopenhagen, Dänemark	16	12	0	0	4	75	–	–	100	100	24
Philadelphia, USA[b]	19	8	2	3	6[c]	57	60	60	80	74	93
Tübingen, BRD	5	4	0	1	0	100	100	100	100	80	94

RP richtig-positiv, *RN* richtig-negativ
FP falsch-positiv, *FN* falsch-negativ
Sens. Sensitivität, *Spec.* Spezifität
+PVG positive Vorhersagegenauigkeit
−PVG negative Vorhersagegenauigkeit
[a] Mehrzahl der Fälle mit ^{123}I untersucht.
[b] Gesamtzahl der Läsionen bei 13 Patienten.
[c] 4 Fälle mit vorhandenem Tumor, aber Ganglioneurom oder Ganglioneuroblastom.

3.2.4 Andere neuroendokrine Tumoren

Viele andere neuroendokrine Tumoren sind mit 131-I-MIBG dargestellt worden [159]. Unter Anwendung des gleichen Vorgehens wie bei der Diagnostik des Phäochromozytoms oder Neuroblastoms konnten Karzinoide, medulläre Schilddrüsenkarzinome (Abb. 27), kleinzellige Bronchialkarzinome, Chemodectome und andere Tumo-

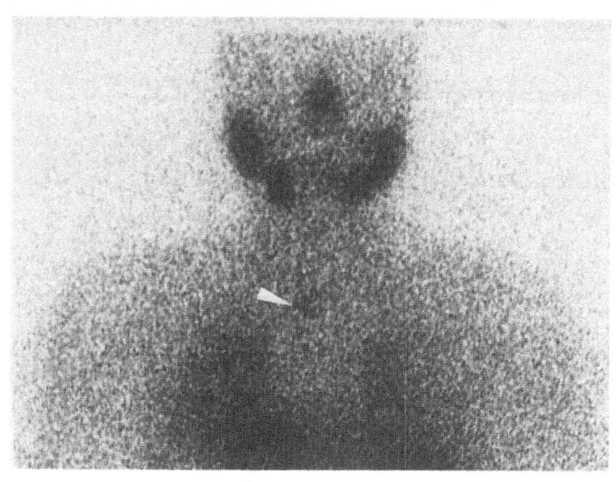

Abb. 27. 123-I-MIBG-Szintigraphie bei einem Patienten 3 Jahre nach totaler Thyreoidektomie (Histologie: medulläres Schilddrüsenkarzinom) wegen ansteigender Serumcalcitoninwerte. Im Mediastinum stellt sich eine umschriebene Anreicherung dar (∇). Operativ gesicherte Metastasen des medullären Schilddrüsenkarzinoms

ren dargestellt werden [159]. In der Tabelle 17 werden die Ergebnisse der Universität Michigan bei der Untersuchung von 57 Patienten mit neuroendokrinen Tumoren außer Phäochromozytomen oder Neuroblastomen wiedergegeben. Die Ergebnisse wurden größtenteils mit den Erfahrungen anderer bildgebender Verfahren einschließlich der planaren konventionellen Radiographie, Leberszintigraphie, CT, Ultraschall, Angiographie sowie der Operationsergebnisse verglichen [159] (Abb. 28–31).

Die hier zusammengestellten Ergebnisse stimmen mit denen anderer Gruppen überein [26, 67, 103], wobei eine Gruppe durch ein Subtraktionsverfahren von 99m-Tc-Schwefelkolloid/131-I-MIBG-Szintigraphie 5 von 9 Karzinoiden darstellen konnten.

Tumoren des extraadrenalen sympathischen Gewebes mit einer Katecholaminsekretion werden als extraadrenale Phäochromozytome oder als sezernierende (funktionelle)

102

Tabelle 17. Ergebnisse der ^{131}I-MIBG-Szintigraphie bei neuroendokrinen Tumoren (APUDome) – ausgenommen Phäochromzytome und Neuroblastome

Tumortyp	n gesamt	^{131}I-MIBG positiv	[%]
1. Karzinoide	10	4	40
2. Nichtsekretorische Paragangliome	3	3	100
3. Chemodektome	5	2	40
4. Sporad. medulläres Schilddrüsenkarzinom	5	1	20
5. Medulläres Schilddrüsenkarzinom, mit MEN-2a+2b-Syndromen assoziiert			
a) Fälle mit erhöhten Kalzitoninwerten	12	1	8
b) Fälle mit normalen Kalzitoninwerten	8	0	0
c) Fälle mit nichteruirbaren Kalzitoninwerten	6	0	0
6. Haferzellkarzinom der Lunge	4	0	0
7. Metastat. Chorionkarzinom	1	1	100
8. Atypisches Schwannom (mit neurosekret. Granulae)	1	1	100
9. Merkel-Zellkarzinom der Haut	1	1	100
10. Inselzellkarzinom des Pankreas	1	0	0
Gesamt	57	14	25

Paragangliome bezeichnet, während solche ohne Katecholaminsekretionskapazität als nichtsezernierende (nichtfunktionelle) Paragangliome bezeichnet werden. Ein szintigraphischer Nachweis solcher Paragangliome mit 131-I-MIBG ist beschrieben worden [217]. Bei diesen Fällen zeigt sich, daß die MIBG-Speicherung von der Möglichkeit der aktiven Katecholaminsekretion abhängig sein könnte. Chemodectome sind eine besondere Form der Paragangliome, von denen 2 von 5 mit 131-I-MIBG dargestellt werden konnten. In Einzelfällen von medullären

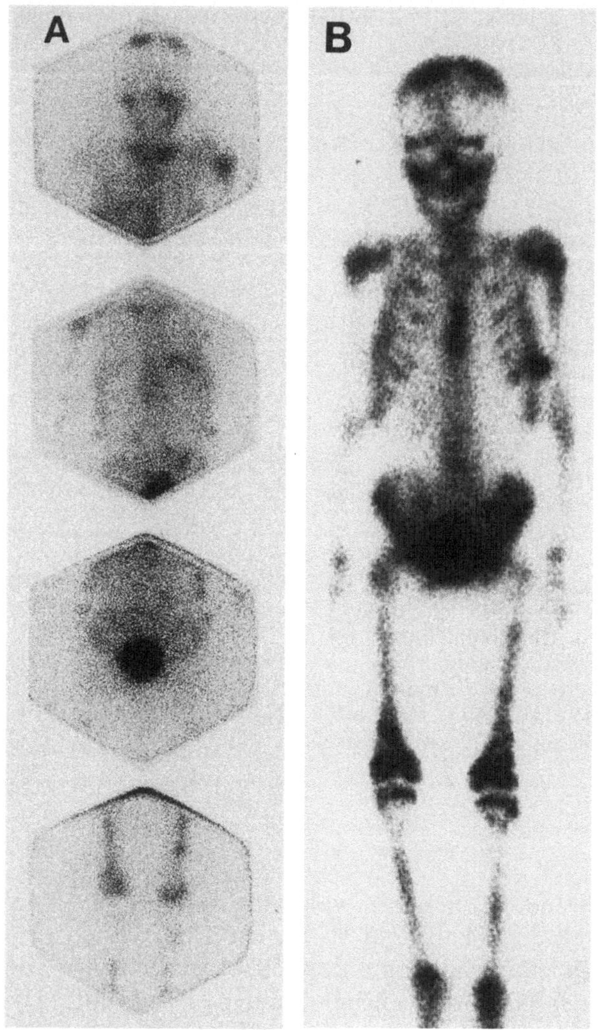

Abb. 28a, b. Kind mit Neuroblastom bei ausgeprägter Knochen- und Knochenmarkbeteiligung:
A) 131-I-MIBG-Szintigraphie
B) Knochenszintigraphie mit 99m-Tc-MDP

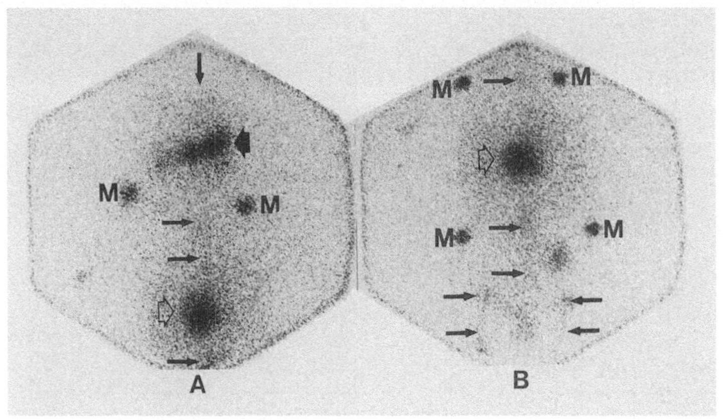

Abb. 29. Metastasierendes Neuroblastom 24 h nach Tracerinjektion: (A) ventrale Aufnahme von Kopf, Thorax und Abdomen: ausgeprägte Speicherung in der Orbitametastase li (↑), im Primärtumor (⇒), sowie weniger intensiv in den Metastasen der Schädelkalotte, BWS und LWS (↑).
(B) Ventrale Aufnahme von Thorax, Abdomen und Becken: zusätzliche Darstellung von Becken- und Femurmetastasen (↑)

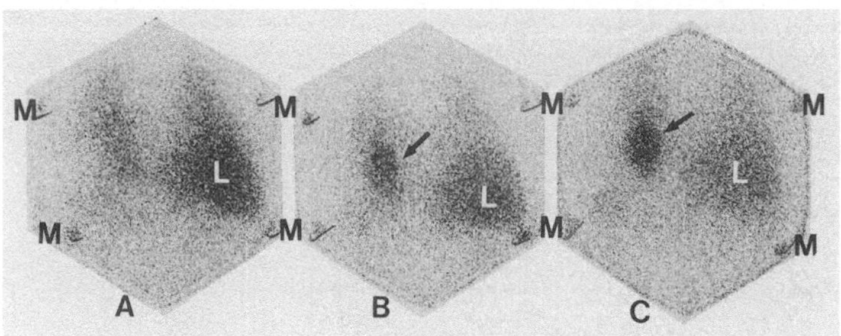

Abb. 30. Primäres Carcinoid der Lunge, verbunden mit Cushing Syndrom als Folge einer ektopen ACTH-Sekretion. Die Läsion in der dorsobasalen Lunge links kommt auf der Aufnahme 24 h nach 18,5 MBq 131-I-MIBG Injektion (A) wegen der physiologischen Lungenanreicherung nicht, mit zunehmender Abnahme der Aktivität in der Lunge und Zunahme der Aktivität im Tumor 48 h.p.i. (B) und 72 h.p.i. (C) zur Darstellung (↑ = Tumor, L = Leber, M = Körpermarkierungen)

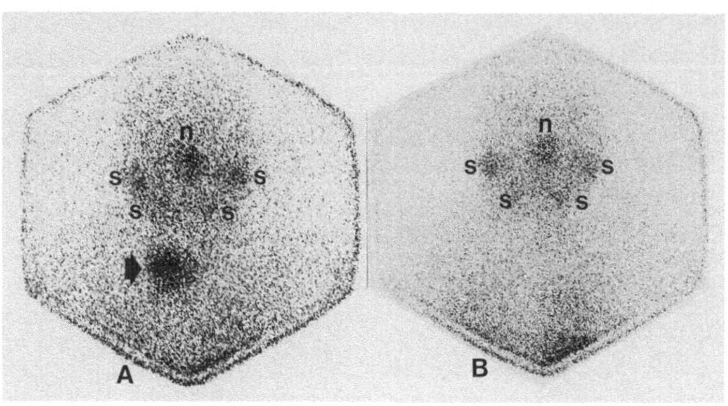

Abb. 31. Funktionelles Paragangliom im vorderen Halsbereich (↑), 24 h.p.i. mit 18.5 MBq 131-I-MIBG:
(A) Präoperative Szintigraphie (S = Speicheldrüsen; N = Nasenschleimhaut).
(B) Postoperative Szintigraphie nach Tumorextirpation

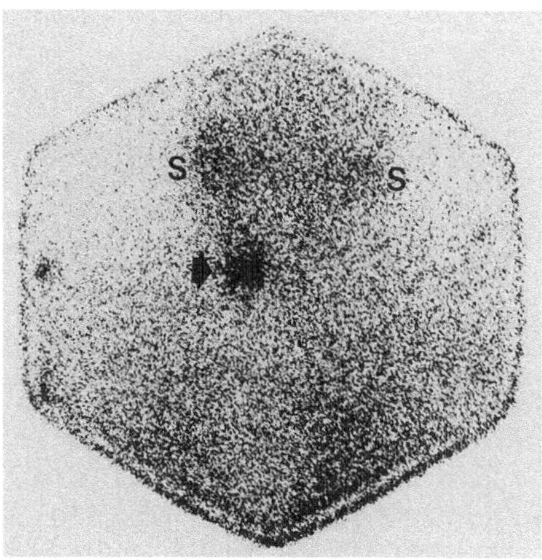

Abb. 32. 131-I-MIBG-Szintigraphie bei MEN 2a Syndrom: Zustand nach totaler Thyreoidektomie. Untersuchung erfolgte wegen persistierend hohen Serumcalcitoninwerten. (⇒ = Metastase; S = Speicheldrüsen)

Schilddrüsenkarzinomen (Abb. 32) (beide sporadisch und zusammen mit einem MEN 2a oder 2b Syndrom) konnte ein 131-I-MIBG-Uptake nachgewiesen werden [103, 159]. Andere Gruppen haben eine höhere Nachweiswahrscheinlichkeit beschrieben [55, 219].

Eine positive Darstellung von atypischen Schwannomen, Merkel Zell-Karzinomen der Haut (Abb. 33) [204] und einem metastasiertem Chorionkarzinom zeigen den

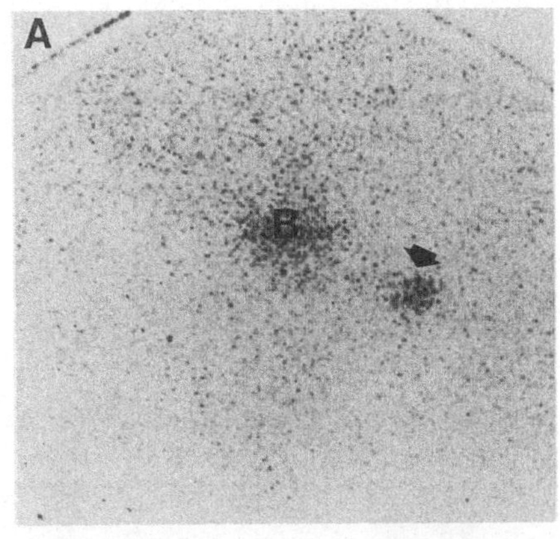

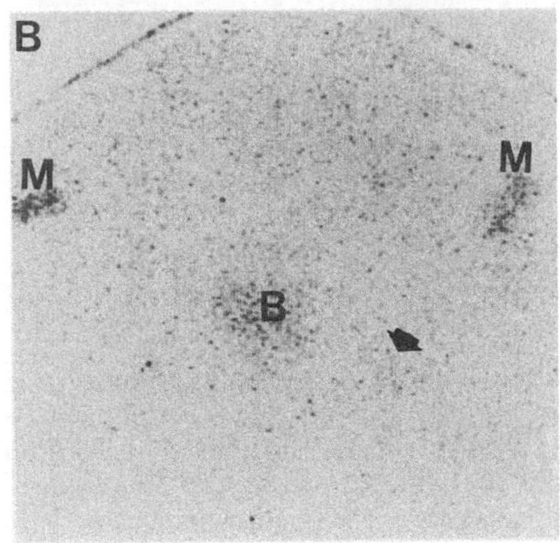

Abb. 33. Inguinale Lymphknotenmetastase (↑) eines resezierten Merkelzelltumors. (B = Harnblase)

weiten Bereich neuroendokriner Tumoren mit einem möglichen MIBG-Uptake auf. Die Nachweiswahrscheinlichkeit solcher Läsionen ist jedoch deutlich geringer als bei Phäochromozytomen und Neuroblastomen [159]. Um die Sensitivität der Methoden für jeden Tumortyp sicher beurteilen zu können, sind wesentlich größere Fallzahlen erforderlich. Zur Zeit scheint 123-I-MIBG oder 131-I-MIBG außer beim Phäochromozytom und Neuroblastom nur noch beim Paragangliom und Karzinoid in der klinischen Routine zur Lokalisationsdiagnostik der Läsionen sinnvoll einsetzbar zu sein, besonders dann, wenn an eine sich anschließende Therapie mit hochmarkiertem 131-I-MIBG gedacht wird.

In ersten Untersuchungen mit einem 123-I-markierten Somatostatinanalogon (Octreotid) zur szintigraphischen

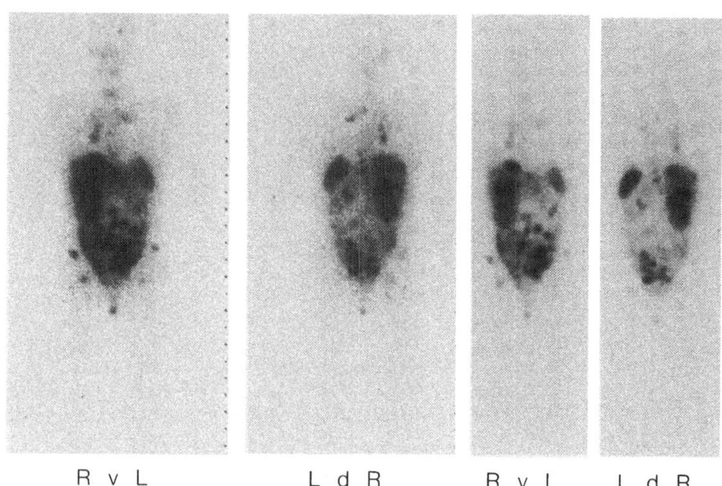

Abb. 34. Ganzkörperszintigraphie in 2 Ebenen 24 Stunden nach i.-v. Injektion von 217 MBq 111-In Octreotid: Anreicherung des Tracers im Schädel, Thorax und Abdomen als Zeichen einer positiven Somatostatin-Rezeptordarstellung bei multilokulärer Metastasierung eines malignen Phäochromozytoms. Alle hier dargestellten Metastasen waren auch mit MIBG nachweisbar

Darstellung von Somatostatin-Rezeptor positiven Tumoren konnten Somatostatin-Rezeptor tragende Primärtumoren und deren Metastasen, Carcinoide, Paragangliome, Neuroblastome, medulläre Schilddrüsencarcinome und andere Tumoren szintigraphisch dargestellt werden [131a]. Eigene vergleichende Untersuchungen mit 131-I-MIBG und 111-In-markiertem Octreotid zeigten eine sehr gute Korrelation beider Methoden mit identischer Darstellung von Metastasen bei einigen malignen Phäochromozytomen (Abb. 34). Dieses könnte neue therapeutische Möglichkeiten eröffnen.

4 Nuklearmedizinische Therapie

Für die Therapie mit offenen Radionukliden oder Radiopharmaka ist grundsätzlich eine spezifische intratumorale Speicherung oder ein hoher Tumor/Background/Quotient erforderlich. Für Nebennierenrinden-Tumoren gibt es keine spezielle nuklearmedizinische Therapie, da bisher kein radioaktives Arzneimittel bekannt ist, das zu einer ausreichend hohen Anreicherung in dem wenig strahlensensiblen Organ führt.

Katecholaminproduzierende Tumoren besitzen die Fähigkeit, radioaktiv-markiertes MIBG in großen Mengen zu speichern. Nach der Verwendung von 123-I-MIBG oder 131-I-MIBG zur diagnostischen Lokalisation von Phäochromozytomen, Neuroblastomen, Karzinoiden [67], Paragangliomen [217], medullären Schilddrüsenkarzinomen [219] und anderen Apudomen lag es nahe, die gleiche Substanz nach Markierung mit hohen Aktivitätsmengen 131-Jod zu therapeutischen Zwecken zu nutzen. Diese Therapie hat im Vergleich zur externen Strahlentherapie den theoretischen Vorteil hoher Tumordosen bei niedriger systemischer Toxizität [135].

Obwohl 123-I-MIBG- oder 131-I-MIBG-Ganzkörperszintigramme sehr geeignet sind, das Ausmaß der Phäochromozytom- oder Neuroblastomausdehnung sowie die Uptakehöhe abzuschätzen, sind nichtspeichernde neben speichernden Herden beschrieben worden [69] (Farbtafel 6, rechts unten). Besonders aber bei anderen neuroendokrinen Tumoren ist die Sensitivität der MIBG-Szintigraphie deutlich niedriger. Dieses muß bei der Entscheidung über eine MIBG-Therapie bedacht werden. Analog zum 131-I-Aufnahmestudium bei Patienten mit einem differenzierten Schilddrüsenkarzinom sollte prätherapeutisch durch Ganzkörperaufnahmen mit 131-I-MIBG geklärt werden, ob eine solche Therapie beim malignen Phäochromozytom, Neuroblastom oder anderen Apudomen sinnvoll ist. Die Berechnung der Tumordosis ist allerdings im Gegensatz zur Schilddrüsentherapie durch eine Reihe von Unsicherheitsfaktoren beeinträchtigt: Wahl der Region-of-Interest, Methode der Backgroundsubtraktion, Variabilität der Geometrie und Homogenität der intratumoralen Tracerspeicherung sowie die Volumenbestimmung des vitalen Tumorgewebes.

4.1 Durchführung und Ergebnisse

Für die Therapie dieser Tumoren sind Dosen zwischen 1,5 und 11,1 GBq 131-I-MIBG verabreicht worden [3, 64, 104], in einem Fall 15 GBq in 2 Einzeldosen innerhalb von 24 Stunden. Bei den therapeutischen Dosen muß die spezifische Aktivität deutlich über der der diagnostischen Präparationen liegen, um eine zu hohe Belastung des Organismus mit Benzylguanidin zu vermeiden ($> 1,11$ GBq/mg Benzylguanidin). Die Applikation sollte über eine Perfusion oder Infusion intravenös über einen Zeitraum von mindestens 30–90 Minuten in einem Volumen von etwa 50 ml erfolgen [69, 209]. Eine direkte intraarterielle Perfusion einer Tumormetastase im Mundhöhlenbereich (Farbtafel 6) führte nur zu einer Erhöhung der kalkulierten Tumordosis um etwa 10 % [65].

Langzeitperfusionen über bis zu 30 Stunden haben sich nicht bewährt. Sie führen wegen des durch Radiolyse entstehenden freien Jodids zu einer unvertretbar hohen Strahlenexposition für den Patienten [156]. Zur Infusion wird das Radiopharmakon mit physiologischer Kochsalzlö-

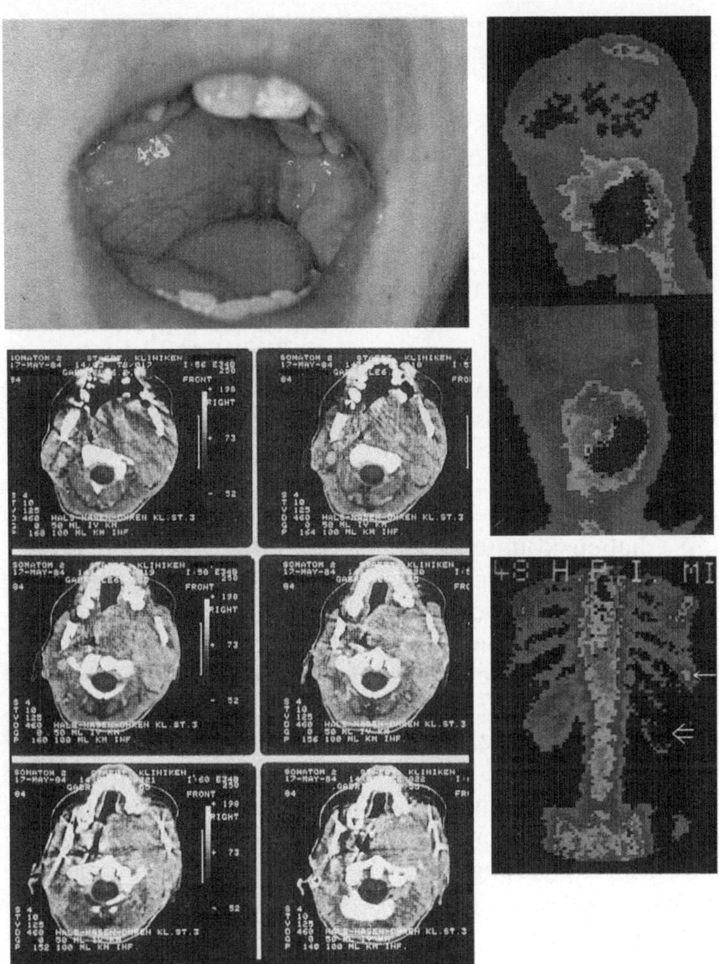

Farbtafel 6

Große, in die Mundhöhle wachsende Metastase eines malignen Phäochromozytoms, deren Ausdehnung im CT deutlich wird. Hier sind die anatomischen Beziehungen zu den Nachbarstrukturen deutlich erkennbar. Im 131-I-MIBG-Szintigramm zeigt sich die inhomogene Tracerspeicherung als Hinweis auf Tumornekrosen (a, b, c). d) Malignes, metastasierendes Phäochromozytom: Nachweis einer 131-I-MIBG-speichernden Rippenmetastase (⇓), während die Knochenszintigraphie mit 99m-Tc-HMDP eine nicht 131-I-MIBG-speichernde Metastase darstellt (↓)

113

sung auf ein Gesamtvolumen von 50 ml verdünnt. Bei der 131-I-MIBG-Therapie konnten Tumordosen von > 30 Gy erreicht werden.

Die Schilddrüse wird zur Therapie mit Lugolscher Lösung (40 mg Jodid) oder Kalium iodatum (500 mg/m^2 Körperoberfläche) pro Tag, 2 Tage vor der Therapie beginnend für 4 Wochen blockiert. Zusätzlich kann eine Substitution mit L-Thyroxin für den gleichen Zeitraum erfolgen. Die therapiefreien Intervalle betrugen bei Kindern mit Neuroblastomen 4 Wochen bis 8 Monate, während die Phäochromozytomtherapie mit 131-I-MIBG allgemein mit Intervallen von 3 Monaten durchgeführt wird. Allerdings ist es durchaus denkbar, daß kürzere Intervalle von 4–8 Wochen, besonders in der Frühphase der Therapie, wenn der Tumor metabolisch besonders aktiv ist, einen positiven Effekt auf die Therapieergebnisse haben könnten. Die metabolische Aktivität einzelner Läsionen kann jedoch sehr schnell wechseln. Vergleichsmessungen der Speicheraktivität einzelner Metastasen unter therapeutischen Bedingungen zeigten teilweise erhebliche Schwankungen von Therapie zu Therapie. Um den Therapieverlauf sicher beurteilen zu können, wird ein Ganzkörperszintigramm unter der Therapie empfohlen.

Bei einem Patienten, der unter anfänglich 3monatigen therapiefreien Intervallen eine zunehmende intrapulmonale Metastasierung entwickelte, konnte unter einem 4-Wochenrhythmus der 131-I-MIBG-Therapie eine vorübergehende deutliche Tumorreduzierung sowie eine allgemeine Befundbesserung beobachtet werden, ehe es schließlich nach dem 6. Therapiezyklus wieder zu einer schnell progredienten Befundverschlechterung kam. Der Patient verstarb an einer Herzinsuffizienz bei diffuser Lungenmetastasierung.

Wegen der geringen Inzidenz des malignen Phäochromozytoms und der Tatsache, daß 131-I-MIBG für die Therapie erst seit relativ kurzer Zeit zur Verfügung steht, sind

Tabelle 18. Ergebnisse der 131-I-MIBG-Therapie bei Patienten mit malignem Phäochromozytom

Zentrum	Patienten (n)	kom. Remission	part. Rem.	subj. Sympt.
Ann Arbor	28	–	11	13
Southampton	15	–	3	10
Kassel	13	1 (?)	1	11
Frankreich	12	–	3	7
Warschau	3	–	–	1
Heidelberg	3	–	1	1
Amsterdam	3	–	1	3
London	2	–	–	2
Rom	2	–	1	2
Kopenhagen	1	–	1	1

die Erfahrungen der einzelnen Zentren limitiert. Sie sind in Tabelle 18 zusammengestellt.

Bei den bisherigen Therapieergebnissen (n = 82) (Literatur und persönliche Mitteilungen) wurden zwei komplette Remissionen berichtet, eine davon aus Mainz, während bei einem Kind aus Kassel erst durch die Vorbehandlung mit 16,7 GBq 131-I-MIBG die operative totale Resektion eines vorher nicht operablen intrahepatischen Tumors möglich wurde. In 22 Fällen wurde eine partielle Remission mit einer Tumorreduktion von > 50 % beobachtet (Abb. 35, 36) Unter Berücksichtigung des geringen Ansprechens von Phäochromozytomen auf eine perkutane Strahlentherapie oder eine Chemotherapie sollte in jedem Fall der palliative Effekt der 131-I-MIBG-Therapie beachtet werden, wenn alle nachgewiesenen Herde MIBG speichern.

Auf die hohe Sensitivität und Spezifität von 131-I-MIBG für die diagnostische Szintigraphie beim Neuroblastom wurde bereits hingewiesen. Dieses führte zu dem Einsatz des Tracers in der Therapie des Neuroblastoms. Während eines internationalen Workshops über 131-I-MIBG-Thera-

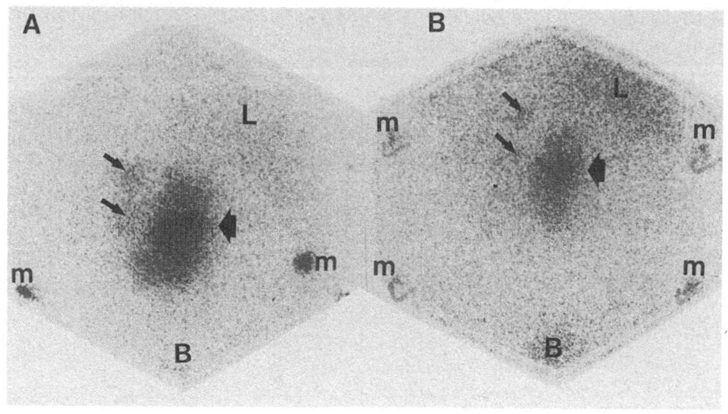

Abb. 35. Inoperables malignes Phäochromozytom (↑) mit Lymph-knotenmetastasen (↑)
A) Diagnostische Szintigraphie mit 131-I-MIBG
B) Posttherapeutische Kontrollszintigraphie nach der 3. 131-I-MIBG-Therapie: Tumorverkleinerung und verminderter Traceruptake. (L = Leber; H = Harnblase; M = Körpermarkierungen)

pie in Rom 1986 wurden von den vertretenen Zentren über insgesamt 80 behandelte Patienten berichtet. Die überwiegende Anzahl litt an einem Neuroblastom Stadium IV. Bei 31 von 64 sicher auswertbaren Fällen (48%) war ein positiver Therapieeffekt zu beobachten. Am Niederländischen Krebsinstitut in Amsterdam wurden bis September 1991 53 Patienten nach Abschluß der üblichen Neuroblastomtherapie sowie 13 Patienten unmittelbar nach der Diagnosestellung einer 131-I-MIBG-Therapie zugeführt.

Bei 53 Patienten war vor der Einleitung der 131-I-MIBG-Therapie eine Chemotherapie, Operation des Primärtumors, postoperative Chemotherapie, Knochenmark-transplantation und/oder lokale Strahlentherapie durchgeführt worden. 43 der 53 Patienten litten an einem Neuro-

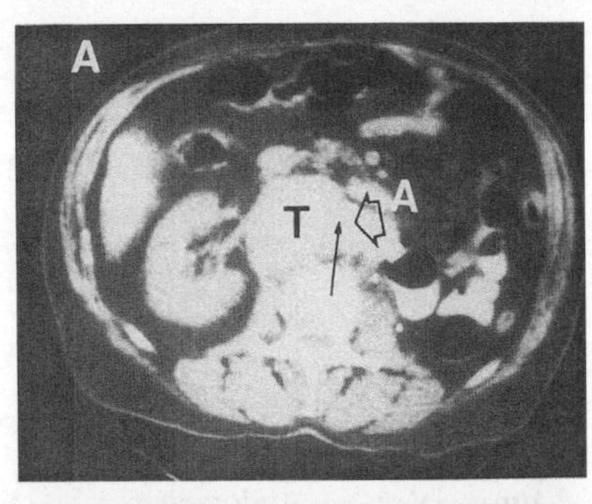

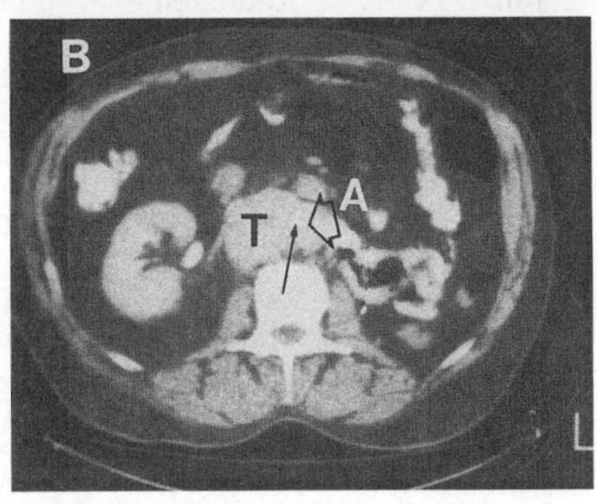

Abb. 36. Computertomographie desselben Patienten: eindeutige Verkleinerung des Tumors (T) nach der 131-I-MIBG-Therapie (B) gegenüber der prätherapeutischen Untersuchung (A).
(A und ⇑ = Aorta;
↑ = Kalksichel in der Aorta)

blastom Stadium IV, zehn an einem Neuroblastom Stadium III. Bei 7 mit 131-I-MIBG behandelten Kindern wurde eine komplette Remission mit einem Rezidiv bei 6 Kindern 3 bis 12 Monate nach Abschluß des ersten MIBG-Zyklus beobachtet. 23 Kinder wiesen eine partielle Remission mit einer Reduktion des Tumorvolumens von > 50 %, 10 keine Veränderung der Tumorgröße und neun ein Progredient auf. Bei den übrigen Patienten lagen keine verwertbaren Daten vor. Besonders hervorzuheben ist der deutliche palliative Effekt dieser Behandlung bei sehr guter Verträglichkeit bei den Kindern ohne wesentliche Knochenmarkbeteiligung. 13 weitere Kinder (Stadium III n = 4; Stadium IV n = 9) mit einem inoperablen Primär-

Tabelle 19. Präoperative 131-I-MIBG-Therapie bei Kindern mit einem inoperablen Primärtumor

Alter Geschlecht	Stadium	Lokalisation	Reaktion	Operation
13 J/f	IV	Thorax, LK[1], Knochen	PR[2] (70 %)	> 95 % Resektion
2 J/m	III	re. Nebenniere	PR (75 %)	> 95 % Resektion
5 J/f	IV	Abdomen, KM[3]	PR	kompl. Resektion
2 J/m	IV	Abdomen, Knochen	PR	> 95 % Resektion
7 M/f	III	Abdomen	PR	kompl. Resektion
11 M/f	IV	Abd.[5], Leber, Knochen	minimal	80 % Resektion
2 J/m	IV	Abdomen, KM	PR	> 95 % Resektion
2 J/m	III	Thorax	PR	inoperabel
3 J/m	IV	Abdomen, KM	unverändert → Chem.[4]	Inoperabel
1 J/m	III	re. Nebenniere	PR	–
7 J/m	IV	Abdomen, KM	→ Chem.	Progredienz
12 J/m	IV	NN[6], LK, Knochen	unverändert → Chem.	Inoperabel
3 J/f	IV	Abd., Knochen, KM	unverändert	> 95 % Resektion

[1] LK = Lymphknoten, [2] PR = partielle Remission,
[3] KM = Knochenmark, [4] Chem. = Chemotherapie,
[5] Abd. = Abdomen, [6] Nebenniere

tumor wurden in Amsterdam unmittelbar nach der Diagnosestellung einer 131-I-MIBG-Therapie zugeführt (Tabelle 19).

Jedes dieser Kinder erhielt mindestens 2 Therapien mit je 3,7–7,4 GBq 131-I-MIBG. Bei 8 der 13 Kinder konnte nach der 131-I-MIBG-Therapie eine komplette (n = 2) oder eine nahezu komplette (n = 6) Resektion des Primärtumors durchgeführt werden. Nur in 4 Fällen mußte wegen Inoperabilität oder Tumorprogredienz eine Chemotherapie angeschlossen werden. 1 Kind befindet sich noch in der 131-I-MIBG-Therapie.

Nach den vorliegenden Behandlungsergebnissen der beiden Gruppen zeigt sich, daß die 131-I-MIBG-Therapie des Neuroblastoms als Frühtherapie, d. h. präoperativ vorteilhaft erscheint, um eine Operabilität zu erreichen. Die Toxizität dieser Therapie ist deutlich geringer als die der präoperativen Chemotherapie.

Die Therapie des metastasierten medullären Schilddrüsenkarzinoms ist schwierig und die Prognose schlecht. Die Sensitivität von 201-Thallium und 99m-Technetium(V)-DMSA in der Diagnostik ist mit 82% beziehungsweise 70% höher als die in Sammelstatistiken angegebenen Werte für die 131-I-MIBG-Szintigraphie. Bei über 170 in der Literatur berichteten Fällen konnte nur in etwa 35% mit MIBG eine Tumordarstellung erreicht werden. Trotzdem erscheint es sinnvoll, bei den Patienten, bei denen eine andere Therapie nicht zum Erfolg führt, mit 131-I-MIBG zu szintigraphieren und bei einer ausreichenden Tumoranreicherung mit diesem Radiopharmazeutikum zu behandeln. So kann bei vielen Patienten eine partielle Remission mit Tumorrückbildung, zumindest aber ein palliativer Effekt mit Besserung der klinischen Symptomatik erreicht werden. Ein Heilungserfolg mit kompletter Remission ist bisher nicht beschrieben worden.

Höher als beim medullären Schilddrüsenkarzinom ist die Sensitivität der 131-I-MIBG-Szintigraphie beim Carcinoid. Bei 237 in der Literatur beschriebenen Fällen lag sie bei etwa 60%. Beim metastasierten Carcinoid konnten sogar 51 von 70 Tumoren (73%) mit 131-I-MIBG dargestellt werden. Die 131-I-MIBG-Therapie des Carcinoids führt nach den bisherigen Erfahrungen kaum zu einer Reduzierung des Tumorvolumens. Dies dürfte auf die emissionscomputertomographisch und auch an pathologischen Schnittpräparaten nachweisbaren ausgeprägten

Inhomogenitäten der Tumoren mit sehr unterschiedlichen bis fehlenden Tracerspeicherungen in großen Anteilen des Tumorgewebes zurückzuführen sein. Bei den meisten Patienten ist jedoch ein deutlicher und häufig langzeitiger palliativer Effekt zu erzielen. Auf welchem Wirkmechanismus dies beruht, ist bisher weitgehend ungeklärt.

4.2 Nebenwirkungen

Während und unmittelbar nach der Infusion der therapeutischen Dosen sind keine ernsten Nebenwirkungen beobachtet worden. Gelegentlich kann es zu Übelkeit und Erbrechen kommen. Bei der 131-I-MIBG-Therapie des Phäochromozytoms sind bisher keine weiteren Nebenwirkungen berichtet worden. Bei der Neuroblastomtherapie muß dagegen mit Knochenmarkdepressionen mit Thrombocytopenie, Granulocytopenie oder Pancytopenie gerechnet werden [104], die etwa 5–6 Wochen nach der therapeutischen 131-I-MIBG-Applikation den Tiefstand der Zellzahlen erreicht [190a]. Die Auswirkungen auf das Knochenmark sind bei den Neuroblastompatienten am ausgeprägtesten, die die ausgedehnteste Knochenmarkbeteiligung aufweisen. Bei 31 der in Amsterdam behandelten Patienten, die ihre 131-I-MIBG-Therapie erst nach anderen Therapieformen erhielten, wurde eine Thrombozytopenie beobachtet, während bei 11 Patienten mit einer diffusen Knochenmarkbeteiligung eine Knochenmarkdepression auftrat. Bei 3 Kindern mit durch die Chemotherapie vorgeschädigten Nieren verschlechterte sich die Nierenfunktion unter der 131-I-MIBG-Therapie.

Bei der präoperativ mit MIBG behandelten Patientengruppe waren die beobachteten Nebenwirkungen geringer als bei der Gruppe, die vorher eine Chemotherapie erhielten. Nur 4 der 13 Kinder entwickelten eine Thrombozytopenie, zwei von ihnen lagen dabei immer über 100 000 Zellen. Nur in einem Fall wurde eine Knochenmarkdepression beobachtet, obwohl bei 7 Kindern eine Knochenmarkbeteiligung nachgewiesen worden war.

In einem Fall wurde eine posttherapeutische Nebenniereninsuffizienz beobachtet.

4.3 Patientenselektion

Die Patientenselektion zur MIBG-Therapie sollte nach folgenden Kriterien erfolgen [209]:

1. Lebenserwartung > 1 Jahr.
2. 131-I-MIBG-Speicherung in allen nachgewiesenen Läsionen.
3. Kalkulierte Tumordosis > 0,2 Gy/37 MBq.
   Der Versuch einer palliativen Therapie bei ausgeprägter Schmerzsymptomatik infolge Skelettbeteiligung ist gerechtfertigt. Dies gilt auch für eine Therapie anderer Apudome, die meist eine geringere MIBG-Speicherung aufweisen und daher einer kurativen Therapie nicht zugänglich sind.
4. Neuroblastom Stad. III bei unvollständiger Resektion oder Stad. IV sowie multilokuläres, nicht operables Phäochromozytom.

Für die zusätzliche Betreuung von Kleinkindern beim stationären Aufenthalt während der 131-I-MIBG-Therapie muß in der Regel auf die Mithilfe von Verwandten zurückgegriffen werden. Dabei muß die Strahlenexposition durch kontinuierliche Messungen ermittelt werden. Die interne Kontamination kann durch ständige Urinprobenmessungen berechnet werden. Solche Überwachungen ergaben eine kumulative Dosis von 0,3–1,25 mSv pro Therapie sowie für die interne Kontamination eine berechnete Äquivalentdosis von 0,3–24 Sv [104].

Anhang

131-I-Norcholesterol

Absorbierte Dosis pro Einheit injizierter Aktivität (mGy/MBq)

Organ	Erwachsener	15 Jahre	10 J	5 J	1 Jahr
Nebenniere	4,0	5,3	7,7	11,0	16,0
Blasenwand	0,39	0,47	0,74	1,2	2,2
Knochenoberfläche	0,37	0,44	0,71	1,1	2,2
Mamma	0,4	0,4	0,63	1,0	2,0
Magenwand	0,4	0,48	0,77	1,2	2,3
Dünndarm	0,41	0,5	0,82	1,3	2,5
oberer Dickdarm	0,41	0,5	0,79	1,3	2,4
unterer Dickdarm	0,39	0,46	0,76	1,2	2,3
Nieren	0,41	0,49	0,79	1,3	2,4
Leber	1,2	1,5	2,3	3,4	6,5
Lunge	0,38	0,47	0,74	1,2	2,3
Ovarien	0,38	0,5	0,8	1,3	2,4
Pankreas	0,43	0,55	0,87	1,4	2,6
rotes Knochenmark	0,39	0,48	0,75	1,2	2,2
Milz	0,39	0,47	0,76	1,2	2,3
Testes	0,36	0,42	0,67	1,1	2,1
Schilddrüse	30,0	47,0	73,0	170,0	320,0
Uterus	0,4	0,5	0,81	1,3	2,4
andere Organe	0,36	0,44	0,71	1,1	2,2
Effektive Äquivalenzdosis (mSv/MBq)	1,5	2,2	3,4	6,8	13,0

75-Se-Selenmethylcholesterol

Absorbierte Dosis pro Einheit injizierter Aktivität (mGy/MBq)

Organ	Erwachsener	15 Jahre	10 J	5 J	1 Jahr
Nebenniere	5,1	6,7	9,4	13,0	20,0
Blasenwand	1,6	2,1	2,9	4,2	7,1
Knochenoberfläche	1,6	1,8	2,7	3,9	7,9
Mamma	1,2	1,2	1,6	2,6	7,0
Magenwand	1,6	1,9	3,0	4,3	7,1
Dünndarm	1,8	2,1	3,2	4,8	8,2
oberer Dickdarm	1,7	2,1	3,0	4,8	7,7
unterer Dickdarm	1,6	2,0	3,1	4,4	7,9
Nieren	1,6	1,9	2,8	4,2	7,4
Leber	2,0	2,6	3,6	5,1	8,8
Lunge	1,4	1,7	2,5	3,7	6,6
Ovarien	1,6	2,1	3,2	4,7	8,2
Pankreas	1,8	2,3	3,4	4,9	8,5
rotes Knochenmark	1,8	2,1	3,0	4,2	7,0
Milz	1,6	1,9	2,8	4,2	7,3
Testes	1,2	1,5	2,1	3,3	5,8
Schilddrüse	1,1	1,7	2,7	7,5	7,5
Uterus	1,8	2,1	3,2	4,8	8,2
andere Organe	1,3	1,5	2,2	3,4	6,2
Effektive Äquivalenzdosis (mSv/MBq)	1,7	2,1	3,1	4,5	7,7

131-I-meta-Iodobenzylguanidin

Absorbierte Dosis pro Einheit injizierter Aktivität (mGy/MBq)

Organ	Erwach-sener	15 Jahre	10 J	5 J	1 Jahr
Nebenniere	0,17	0,23	0,33	0,45	0,69
Blasenwand	0,59	0,73	1,1	1,7	3,3
Knochenoberfläche	0,061	0,072	0,11	0,18	0,36
Mamma	0,069	0,069	0,11	0,18	0,35
Magenwand	0,077	0,093	0,15	0,25	0,47
Dünndarm	0,074	0,091	0,15	0,24	0,45
oberer Dickdarm	0,08	0,096	0,16	0,26	0,48
unterer Dickdarm	0,068	0,081	0,13	0,21	0,39
Herz	0,072	0,091	0,14	0,2	0,35
Nieren	0,12	0,14	0,21	0,3	0,51
Leber	0,83	1,1	1,6	2,4	4,6
Lunge	0,19	0,28	0,39	0,6	1,2
Ovarien	0,066	0,088	0,14	0,23	0,42
Pankreas	0,1	0,13	0,2	0,32	0,57
Speicheldrüsen	0,23	0,28	0,38	0,51	0,75
rotes Knochenmark	0,067	0,083	0,13	0,19	0,35
Milz	0,49	0,69	1,1	1,7	3,2
Testes	0,059	0,07	0,11	0,19	0,36
Schilddrüse	0,05	0,065	0,11	0,18	0,35
Uterus	0,08	0,1	0,16	0,26	0,48
andere Organe	0,062	0,075	0,12	0,19	0,37
Effektive Äquivalenzdosis (mSv/MBq)	0,2	0,26	0,4	0,61	1,1

123-I-meta-Iodobenzylguanidin

Absorbierte Dosis pro Einheit injizierter Aktivität (mGy/MBq)

Organ	Erwach-sener	15 Jahre	10 J	5 J	1 Jahr
Nebenniere	0,011	0,015	0,022	0,031	0,051
Blasenwand	0,07	0,087	0,13	0,19	0,35
Knochenoberfläche	0,008	0,009	0,015	0,023	0,045
Mamma	0,006	0,006	0,01	0,016	0,03
Magenwand	0,008	0,01	0,017	0,028	0,051
Dünndarm	0,008	0,01	0,017	0,027	0,05
oberer Dickdarm	0,009	0,011	0,018	0,031	0,056
unterer Dickdarm	0,008	0,01	0,016	0,024	0,045
Herz	0,011	0,014	0,021	0,031	0,056
Nieren	0,014	0,017	0,025	0,036	0,06
Leber	0,071	0,089	0,13	0,19	0,34
Lunge	0,016	0,023	0,032	0,048	0,091
Ovarien	0,008	0,01	0,016	0,026	0,047
Pankreas	0,011	0,015	0,025	0,039	0,069
Speicheldrüsen	0,017	0,022	0,031	0,045	0,075
rotes Knochenmark	0,009	0,012	0,017	0,025	0,045
Milz	0,02	0,028	0,043	0,066	0,12
Testes	0,005	0,007	0,012	0,02	0,038
Schilddrüse	0,004	0,006	0,1	0,17	0,31
Uterus	0,001	0,014	0,023	0,036	0,065
andere Organe	0,006	0,008	0,012	0,019	0,035
Effektive Äquivalenzdosis (mSv/MBq)	0,018	0,023	0,034	0,05	0,09

„Radiation Dose to Patients from Radiopharmaceuticals" Angaben
nach IRCP-Publikation 53, 1988

Literatur

1. Ackery DM, Tippett PA, Condon BR, Sutton HE, Wyeth P (1984) New approach to the localization of pheochromocytoma: imaging with iodine-131-metaiodobenzylguanidine. Br Med J 288:1578–1591
2. Adams JE, Johnson RJ, Rickards D, Isherwood I (1983) Computed tomography in adrenal disease. Clin Radiol 141:31–49
3. Adolph J, Kimmig B, Eisenhut M, Georgi P (1986) Therapie von Karzinoiden mit 131-J-Meta-Jod-Benzylguanidin. In: Höfer R, Bergmann H (Hrsg) Radioaktive Isotope in Klinik und Forschung. Egermann-Verlag Wien, S 501–507
4. Allison J, Brown MG, Jones DH, Timmis JB (1983) Role of venous sampling in locating a pheochromocytoma. Br Med J 286:1122–1124
5. Anderson BG, Beierwaltes WH, Harrison TS, Ansari AN, Buswink AA, Ice RD (1973) Labeled dopamine concentration in pheochromocytoma. J Nucl Med 14:781–784
6. Anderson MW, Orton TC, Pickett RD, Elling TE (1973) Accumulation of amines in the isolated perfused rabbit lung. J Pharmacol Exp Ther 189:456–466
7. Anderson BG, Beierwaltes WH (1974) Adrenal imaging with radiocholesterol in the diagnosis of adrenal disorders. Adv Intern Med 19:327–342
8. Appelgren CE (1967) Sites of steroid hormone formation: autoradiographic studies using labeled precursors. Acta Physiol Scand Suppl 71:3
9. Atchison J, Brown JJ, Ferris JB (1971) Quadric analysis in the preoperative distinction between patients with and without adrenocortical tumors with aldosterone and low plasma renin. Am Heart J 82:660–671
10. August JT, Nelson DH, Thorn GW (1958) Aldosterone. N Engl J Med 259:917–923

11. Bai F, Macir C, Varotto L, Boscaro M, Mantero I (1985) Adrenal scintigraphy in the morphological and functional evaluation of Cushing's syndrome. Cardiology 82 Suppl 1:76–83
12. Balau J, Maurer H-J, Döring S, Holthausen E (1969) Häufigkeit der Nebennierendarstellung im abdominellen Übersichtsaortogramm. Fortschr Röntgenstr 110:79–86
13. Barbarino A, DeMarinis L, Liberale I, Menini E (1979) Evaluation of steroid laboratory tests and adrenal gland imaging with radiocholesterol in the aetiological diagnosis of Cushing's syndrome. Clin Endocrinol 10:107–121
14. Barliev GB (1979) Adrenal scintigraphy with 131-I-19-Iodocholesterol in the diagnosis of Cushing's syndrome associated with adrenal tumor. Eur J Nucl Med 4:449–451
15. Baron J (1974) Diagnostik und Therapie des Hirsutismus. ZBl Gynäk 96:129–142
16. Badmadjian GP, Hetzel KR, Ice RD, Beierwaltes WH (1975) Synthesis of a new adrenal cortex imaging agent 6β131I-iodomethyl-19-norcholest-5(10)en-3β-ol (NP-59). J Label Comp Radiopharm 11:427-434
17. Baulieu JL, Guilloteau C, Chambon C (1985) Meta-iodobenzylguanidine (MIBG) scintigraphy: a one-year experience. J Nucl Med 25:P111 (Abstr)
18. Baumgart P, Walger P, Losse H, Vetter H (1988) Adrenale Hypertonieformen. Internist 29:252–259
19. Bayliss RIS, Edwards OM, Starrer F (1970) Complications of adrenal venography: Brit J Radiol 43:531–533
20. Beevers DG, Brown JJ, Ferris JB, Fraser R, Lever AF, Robertson JIS (1973) The use of spironolactone in the diagnosis and treatment of hypertension associated with mineralocorticoid excess. Amer Heart J 86:404–414
21. Beierwaltes WH, Lieberman LM, Ansari AN, Nishiyama H (1971) Visualization of human adrenal glands in vivo by scintillation scanning. JAMA 216,2:275–277
22. Beierwaltes WH, Wieland DM, Yu T, Swanson DP, Mosley ST (1978) Adrenal imaging agents: rationale, synthesis, formulation and metabolism. Sem Nucl Med 8:5–21
23. Beskid M, Borowicz J, Kobuszewska-Faryna M, Kwiatkowska J (1978) Histochemical investigation of aldosterone-secreting cell adenoma of the adrenal cortex. Endokrinologie 72:57–65
24. Besser GM, Jeffcoate WJ (1976) Endocrine and metabolic diseases. Br Med J 21:448–451
25. Bette L, Blaise H, Leppla W, Oertel GW, Weinheimer B (1964) Percutane Katheterisierung der rechten und linken Nebennierenvene beim Menschen. Klin Wschr 42:790–794

26. Blinder RA, Feldman JM, Coleman RE (9184) 131I-MIBG imaging of carcinoid tumors. J Nucl Med 25:948 (Abstr)
27. Bomanji J, Flatman WD, Horne T (1986) Quantitation of 123-I-metaiodobenzylguanidine (MIBG) uptake by normal adrenal medulla. Nucl Med Comm 7:296 (Abstr)
28. Bomanji J, Levison DA, Flatman WD, Horne T, Bouloux PMG, Ross G, Britton KE, Besser GM (1987) Uptake of iodine-123 MIBG by pheochromocytomas, paragangliomas, and neuroblastomas: a histopathological comparison. J Nucl Med 28:973–978
29. Bowerman RA, Silver TM, Jaffe MJ (1981) Sonography of adrenal pheochromocytomas. Am J Roentgenol 137:1227–1231
30. Bravo EL, Gifford RW (1984) Pheochromocytoma: Diagnosis localization and management. N Engl J Med 311:1298–1303
31. Bravo EL, Tarazi RC, Fouad FM (1979) Clonidine-suppression test: a useful aid in the diagnosis of pheochromocytoma. N Engl J Med 301:682–686
32. Brown MJ, Fuller RW, Lavender JP (1984) False positive diagnosis of bilateral pheochromocytoma by iodine-131-labelled meta-iodobenzylguandine. Lancet i:56
33. Busse E, Baum RP, Hör G, Kornhuber B (1988) Nachweis der Bindung von 131-J-meta-Jod-Benzylguanidin an Strukturen der Zellmembran von Neuroblastomzellinien. Nucl Med 27:95–97
34. Carey JE, Thrall JH, Freitas JE, Beierwaltes WH (1979) Absorbed dose to the human adrenal from iodomethyl-norcholesterol (I-131) "NP-59". J Nucl Med 20:60–61
35. Carpenter PC, Wahner HW, Salassa RM, Duick DS (1979) Demonstration of steroid producing gonadal tumors by external scanning with the use of NP-59. Mayo Clin Proc 54:332–335
36. Chatal JF, Charbonnel B, Guihard R (1977) Un nouveau radio-traceur pour la scintigraphie des surr nales: le 6-methyl-75-Se-sele-nocholesterol. La Nouv Presse med 1145
37. Chatal JF, Charbonnel B (1985) Comparison of iodobenzylguanidine imaging with computed tomography in localizing pheochromocytoma. J Clin Endocrinol Metab 61:769–772
38. Collste P, Brismco B, Alveryd A (1986) The catecholamine concentration in central veins of hypertensive patients in locating pheochromocytoma. Acta Chir Scand 152 Suppl 550:67–71
39. Conn JW (1955) Primary aldosteronism, a new clinical syndrome. J Lab Clin Med 45:3–17
40. Conn JW, Cohen EL, Herwig KR (1976) The dexamethasone-modified adrenal scintiscan in hyporeninemic aldosteronism (tumor vs hyperplasia). A comparison with adrenal venography and adrenal venous aldosterone. J Lb Clin Med 88:841–866

41. Conn JW, Cohen EL, Lucas CP, McDonald WJ, Beierwaltes WH, Ansari AN, Morita R, Bookstein JJ, Herwig KR (1971) Visualization of aldosterone-producing tumors (APT) by scintillation scanning (SS) employing tracer amounts of 131-iodocholesterol. J Lab Clin Med 78:814–815

42. Conn JW, Hinerman DL (1977) Spironolactone-induced inhibition of aldosterone biosynthesis in primary aldosteronism: morphological and functional studies. Metab 26:1293–1307

43. Conn JW, Hinerman DL, Cohen EL (1976) Primary aldosteronism: the effects of spironolactone upon adrenal function and morphology. In: Sambhi MP (Hrsg) Systemic effects of antihypertensive agents. Symposia Specialists Medical Books Miami S 359–382

44. Conn JW, Morita R, Cohen EL, Beierwaltes WH, McDonald WJ, Herwig KR (1972) Primary aldosteronism. Photoscanning of tumors after administration of 131-I-19-iodocholesterol. Arch Int Med 129:417–425

45. Cordova MA, Hladik III WB, Rhodes BA, Atkins HL (1987) Adverse reactions associated with radio-pharmaceuticals. In: Hladik III WB, Saha GB, Study KT (Hrsg) Essentials of Nuclear Medicine Science. Williams & Wilkins Baltimore

46. Counsell RE, Wilette RE, Giguilio W (1967) The synthesis of carbon-14 and radioiodinated compounds in the dichlorodiphenyldichloroethane (DDD) series. J Nucl Med 8:634

47. Cryer PE (1980) Physiology and pathophysiology of the human sympathoadrenal neuroendocrine system. N Engl J Med 303:436–444

48. Cryer PE (1985) Pheochromocytoma. J Clin Endocrinol Metab 14:203–220

49. Dabasi G, Hern dy T, Pertik K (1980) Functional adrenal scintigraphy with Se-75-Scintadren. In: Höfer R, Bergmann H (Hrsg) Radioaktive Isotope in Klinik und Forschung. Egermann-Verlag Wien, S 205–212

50. Danforth DN, Orlando MM, Bartter FC, Javad PN (1977) Renal changes in primary aldosteronism. J Urol 117:140–144

51. Desci T, Soltesz G, Harangi F, Nemes J, Szabo M, Pinter A (1986) Severe hypertension in a ten years old boy, secondary to an aldosterone-producing tumor, identified by adrenal sonography. Acta Paediatr Hung 27:233–236

52. Drasin H (1978) Treatment of malignant pheochromocytoma. Western J Med 128:106–111

53. Dunnick NR, Doppman JL, Gill JR (1982) Localization of functional adrenal tumors by computed tomography and venous sampling. Radiology 142:429–433

54. Elias H, Pauly JE (1956) The structure of the human adrenal cortex. Endocrinology 58:714
55. Endo K, Shiomi K, Kasagi K (1984) Imaging of medullary carcinoma of the thyriod with 131I-MIBG. Lancet ii:233
56. Feine U, Treuner J, Müller-Schauenburg W (1985) Scintigraphic imaging of neuroblastoma with I-131-meta-iodobenzylguanidine. J Nucl Med 25:P75
57. Feine U, Treuner J, Niethammer D, Bouchelt G, Dopfer R, Eibach E, Brumbach S, Kaiser W, Klingebiel T, Meinke J, Müller-Schauenburg W (1984) Erste Untersuchungen zur szintigraphischen Darstellung von Neuroblastomen mit 131J-meta-Benzylguanidin. NucCompact 15:23–26
58. Feldmann JM, Frankel N, Coleman RE (1984) Platelet uptake of the pheochromocytoma-scanning agent 131-I-meta-iodobenzylguanidine. Metabolism 33:397–399
59. Ferris JB, Beevers DG, Brown JJ, Davies DL, Fraser R, Mason P, Neville AM, Robertson JIS (1978) Clinical biochemical and pathological features of low-renin (primary) hyperaldosteronism. Am Heart J 95:375–388
60. Ferris JB, Beevers DG, Boddy K, Brown JJ, Fraser R, Kremer D, Lewis AF, Robertson JIS (1978) The treatment of low renin (primary) hyperaldosteronism. Am Heart J 96:97–109
61. Ferris JB, Brown JJ, Fraser R (1981) Primary hyperaldosteronism. J Clin Endocrinol Metab 10:419–452
62. Filipecki S, Feltynowski T, Poplaswka W, Lapinska K, Krus S, Wocial B, Januszewicz W (1972) Carcinoma of the adrenal cortex with hyperaldosteronism. J Clin Endocrinol Metab 35:225–229
63. Fink IJ, Reinig JW, Dwyer AJ (1985) MR imaging of pheochromocytoma. J Comp Assist Tomog 9:454–
64. Fischer M (1986) Present state of the 131-I-MIBG therapy. In. Schubiger PA, Hasler PA (Hrsg) Radionuclides for Therapy. Editiones Roche Basel, S 215–225
65. Fischer M (1987) Neuroendocrine tumors: diagnostic and therapeutic aspects. In: Recent advances in Nuclear Medicine – Intern Symposium. Udine 2.–3. Okt 1987, S 29
66. Fischer M, Galanski M, Winterberg B, Vetter H (1985) Localization procedures in pheochromocytoma and neuroblastoma. Cardiology 72:Suppl. 1, 143–146
67. Fischer M, Kamanabroo D, Sonderkamp H, Proske T (1984) Scintigraphic imaging of carcinoid tumors with 131I mIBG. Lancet ii:165
68. Fischer M, Shapiro B, Sisson JC, Beierwaltes WH (1986) Phaeochromocytoma in childhood. Nucl Med 25:A73

69. Fischer M, Vetter H (1986) Treatment of pheochromocytoma with 131-I-metaiodobenzylguanidine. In: Winkler C (Hrsg) Nuclear Medicine in Clinical Oncology. Springer Verlag Berlin S 327–330

70. Fischer M,Vetter W, Winterberg B, Zidek W, Vetter H (1982) Adrenal scintigraphy in primary aldosteronism. Spironolactone as a cause of incorrect classification between adenoma and hyperplasia. Eur J Nucl Med 7:222–224

71. Francis IR, Smid A, Gross MD, Naylor B, Glazer GM (1988) Functional/morphological evaluation of the adrenal mass in the oncologic patient. Radiology 166:353–356

72. Francis IR, Glazer GM, Shapiro B (1983) Complementary roles of CT scanning and 131-I-MIBG scintigraphy in the diagnosis of pheochromocytoma. AM J Roentgenol 141:719–725

73. Freier DT, Eckhauser FE, Harrison TS (1980) Pheochromocytoma: a persistently problematic and still potentially lethal disease. Arch Surg 115:388–

74. Freier DT, Harrison TS, Donahue SM (1973) Rigorous biochemical criteria for the diagnosis of pheochromocytoma. J Surg Res 14:177–180

75. Freitas JE, Herwig KR, Gerny JC, Beierwaltes WH (1977) Preoperative localization of adrenal remnants. Surg Gynecol Obstet 145:705–708

76. Freitas JE, Thrall JH, Swanson DP, Rifai A, Beierwaltes WH (1979) Normal adrenal asymmetry: explanation and interpretation. J Nucl Med 19:149–154

77. Ganguly A, Grim CE, Weinberger MH (1982) Primary aldosteronism. Arch Int Med 142:813–815

78. Geatti O, Shapiro B, Sisson JC (1985) 131I-metaiodobenzylguanidine (131I-MIBG) scintigraphy for the localization of neuroblastoma: preliminary experience in 10 cases. J Nucl Med 26:736–742

79. Geisinger MA, Zelch MG, Bravo EL, Risino BF, O'Donavan PB, Borkowski GP (1983) Primary hyperaldosteronism. comparison of CT, adrenal venography and venous blood sampling. Am J Roentgenol 114:299

80. Givens JR (1976) Hirsutism and hyperandrogenism. Adv Int Med 1:221–247

81. Glazer HS, Weyman PJ, Jagel SS, Levity RG, McClennan BC (1982) Nonfunctioning adrenal masses: incidental discovery on computed tomography. AM J Roentgenol 139:81–85

82. Glowniak JV, Shapiro B, Sisson JC (1985) Familial extra-adrenal pheochromocytoma: a new syndrome. Arch Int Med 145:257–261

83. Gold EM (1979) The Cushing's Syndrome: changing views of diagnosis and treatment. Ann Int Med 90:829–844

84. Gordon L, Mayfield RK, Levine JG, Lopes-Virella MF, Sagel J, Buse MG (1980) Failure to visualize adrenal glands in a patient with bilateral adrenal hyperplasia. J Nucl Med 21:49–50
85. Greking RJ, Gross MD (1983) Endocrine hypertension. Comp Ther 9:65–74
86. Gross MD, Freitas JE, Swanson DP, Brady T, Beierwaltes WH (1979) The normal dexamethasone suppression adrenal scintiscan. J Nucl Med 20:1131–1135
87. Gross MD, Freitas JE, Swanson DP, Beierwaltes WH (1979) Dexamethason suppression (DS) adrenal scintigraphy in hyperandrogenism. J Nucl Med 20:1131–1135
88. Gross MD, Grekin RJ, Brown LE, Marsh DD, Beierwaltes WH (1981) The relationship of adrenal iodocholesterol uptake to adrenal zona glomerulosa function. J Clin Endocrinol Metab 52:612–615
89. Gross MD, Shapiro B, Freitas JE, Grekin RJ, Meyers LS, Beierwaltes WH (1983) The relationship of iodomethylnorcholesterol adrenal gland uptake to indices of adrenal zona glomerulosa function in primary aldosteronism. J Clin Endocrinol Metab 54:477–481
90. Gross MD, Shapiro B, Freitas JE, Swanson DP, Wodbury MC, Schteingart DE, Beierwaltes WH (1984) The relationship of 131I-6β-iodomethyl-19-norcholesterol (NP-59) adrenal cortical uptake to indices of androgen secretion in women with hyperandrgenism. Clin Nucl Med 9:264–270
91. Gross MD, Shapiro B, Wilton GP, Glazer G, Sonda LP, Cho K, Francis IR, Samuels BI (1985) Scintigraphic evaluation of the clinical silent adrenal mass lesion. Nucl Med Comm 6:A87 (Abstr)
92. Gross MD, Wilton GP, Shapiro B, Cho K, Samuels BI, Bouffard JA, Glazer G, Grekin RJ, Brady T (1987) Functional and scintigraphic evaluation of the silent adrenal mass. J Nucl Med 28:1401–1407
93. Gross MD, Wortsman J, Shapiro B, Meyers LC, Woodbury MC, Ayers JWT (1985) Scintigraphic evidence of adrenal cortical dysfunction in the polycystic ovary syndrome. J Clin Endocrinol Metab 62:197–201
94. Gross MD, Shapiro B, Grekin RJ, Freitas JE, Glazer G, Beierwaltes WH, Thompson NW (1984) Scintigraphic localization of adrenal lesions in primary aldosteronism. Am J Med 77:839–844
95. Gross MD, Thrall JH, Beierwaltes WH (1980) The adrenal scan: a current status report on radiotracers, dosimetry and clinical utility. In: Freeman LM, Weissmann HS (Hrsg) Nuclear Medicine Annual 1980. Raven Press New York, S 127–175

96. Gross MD, Valk TW, Swanson DP, Thrall JH, Grekin RJ, Beierwaltes WH (1981) The role of pharmacologic manipulation in adrenal cortical scintigraphy. Sem Nucl Med 9:128–148

97. Gross MD, Valk T, Freitas JE, Swanson DP, Schteingart DE, Beierwaltes WH (1981) The relationship of adrenal iodomethyl-norcholesterol uptake to indices of adrenal cortical function in Cushing' syndrome. J Clin Endocrinol Metab 52:1062–1066

98. Guilloteau D, Baulieu J-L, Huguet F, Viel C, Chambon C, Valat C, Baulieu F, Itti R, Pourcelot L, Narcisse G, Besnard JC (1984) Metaiodobenzylguanidine adrenal medulla localization: autoradiographic and pharmaceutical studies. Eur J Nucl Med 9:278–281

99. Hammermeier A, Reichert T, Reich E, Bögl W (1987) Radiochemical purity of 99m-Tc-MDP, 99m-Tc-DTPA, 123-I 131-I-MIBG and 123-I-IAMP. ISH-Heft 119

100. Hattner RS, Huberty JP, Engelstad BL (1983) Sensitivity and specificity of mIBG scintigraphy for the detection of pheochromocytoma. J Nucl Med 24:P54

101. Hawkins LA, Britton KE, Shapiro B (1980) Selenium-75 selenomethyl-cholesterol: A new agent for quantitative functional scintigraphy of the adrenals. Br J Med 53:883–889

102. Hengstmann JH, Gugler R, Dengler HJ (1979) Maligant pheochromocytoma. Effect of oral alpha-methyl p-tyrosine upon catecholamine metabolism. Klin Wochenschr 58:351–

103. Hoefnagel CA, DeKraker J, Marcuse HR (1985) Detection and treatment of neural crest tumors using I-131-meta-iodobenzylguanidine: Eur J Nucl Med 11:A17 (Abstr)

104. Hoefnagel CA, Voute PA, DeKraker J (1987) Radionuclide diagnosis and therapy of neural crest tumors using iodine-131 metaiodobenzylguanidine. J Nucl Med 28:308–314

105. Horne T, Hawkins LA, Britton KE (1984) Imaging of pheochromocytoma and adrenal medulla with 123-I-meta-iodobenzylguanidine. Nucl Med Comm 5:763–

106. Ice RD, Wieland DM, Beierwaltes WH, Lawton RG, Redmond MJ (1975) Concentration of dopamine analogs in the adrenal medulla. J Nucl Med 16:1147–1151

107. Innes IR, Nicherson M (1970) Drugs acting on postganglionic adrenergic nerv endings and structures innervated by them (sympathomimetic drugs). In: Gradman LS, Gilman A (Hrsg) The pharmacologic basis of therapeutics. 4. Ausgabe. Macmillan New York, S 478–523

108. Jackson R, Morriset JD, Gotten AM (1976) Lipoprotein structure and metabolism. Physiol Rev 56:259–265

109. Janigan DT (1963) Cytoplasmatic bodies in the adrenal cortex of patients treated with spironolactone. Lancet i:850

110. Jaques S, Tobes MC, Sisson JC, Baker JA, Wieland DM (1984) Comparison of the sodium dependency of uptake of meta-iodobenzylguanidine and norepinephrine into cultured bovine adrenomedullary cells. Molec Pharmacol 26:539–546
111. Jaffe N (1976) Neuroblastoma: review of the literature and an examination of factors contributing to its enigmatic character. Cancer Treat Rev 3:61–82
112. Jeffcoate WH, Edwards CRS (1979) Cushing's syndrome: Pathogenesis, diagnosis and treatment. In: James VHT (Hrsg) The adrenal gland. Raven Press New York, S. 165–195
113. Jeffcoate WH, Rees LG, Tomlin S (1977) Metyrapone in long term management of Cushing's disease. Br J Med 2:215–217
115. Juni JE, Gross MD (1983) Bilateral visualization on adrenal cortical scintigraphy. Sem Nucl Med 13:168–170
114. Jones DH, Allison CA, Hamilton CA, Reid JL (1979) Selective venous sampling in the diagnosis and localization of pheochromocytoma. Clin Endocrinol 10:179–186
116. Kalff V, Shapiro B, Lloyd R, Sisson JC, Holland K, Nakajo M, Beierwaltes WH (1982) The spectrum of pheochromocytomas in hypertensive patients with neurofibromatosis. Arch Int Med 142:2092–2098
117. Kalff V, Shapiro B, Lloyd R (1984) Bilateral pheochromocytoma. J Endo Invest 7:387–391
118. Kalff V, Sisson JC, Beierwaltes WH (1982) Adrenal gland identification: pre-operative assessment. Surgery 91:374–
119. Karim A, Brown EA (1972) Isolation and identification of novel sulfur-containing metabolites of spironolactone (Aldactone®). Steroids 20:41–62
120. Karim A, Hribar J, Doherty M, Aksamit W, Chapellow D, Brown EA, Markos C, Chinn LJ, Liang D, Zagarella J (1977) Spironolactone: diversity in metabolic pathway. Xenobiotica 7:585–600
121. Karim A, Hribar J, Aksamit W, Doherty M, Chinn LJ (1975) Spironolactone metabolism in man studied by gas chromatography-mass spectrometry. Drug Metab Dispos 3:467–478
122. Karim A, Ranney RE, Maibach HI (1971) Pharmacokinetik and metabolic fate of potassium Canrenoate (SC-14266) in man. J Pharm Sc 60:708–715
123. Keiser HR, Goldstein DS, Wade JL (1985) Treatment of malignant pheochromocytoma with combination chemotherapy. Hypertension 7:1–18
124. Kemer D, Boddy K, Brown JJ, Davies DL, Fraser R, Lewis AF, Morton JJ, Robertson JIS (1977) Amelorid in the treatment of primary hyperaldosteronism and essential hypertension. Clin Endocrinol 7:151–157

124a. Khafagi FA, Shapiro B, Fig LM, Malette S, Sisson JC (1989) Labetalol reduces iodine-131 MIBG uptake by pheochromocytoma and normal tissues. J Nucl Med 30:481–489

125. Kimmig B, Brandeis WE, Eisenhut M (1984) Scintigraphy of neuroblastoma with 131I-MIBG. J Nucl Med 25:773–775

126. Kimmig B, Bubeck B, Eisenhut M (1983) Radiation burden using 131-I-metaiodobenzylguanidine (MIBG) for diagnosis and therapy. NucCompact 14:353–355

127. Kline RC, Swanson DP, Wieland DM (1981) Myocardial imaging in man with 123I-metaiodobenzylguanidine. J Nucl Med 22:129–132

128. Koral KF, Sarkar SD (1977) An operator-indipendent method for background subtraction in adrenal uptake measurements. Consise communication. J Nucl Med 18:925–928

129. Korn N, Buswink A, Yu T, Carr EA, Caroll M, Counsell RE (1987) A radioiodinated bretylium analog as a potential agent for scanning the adrenal medulla. J Nucl Med 18:87–89

130. Kreiger DT, Allen W (1975) Relationship of bioassayable and immunoassayable plasma ACTH and cortisol concentrations in normal subjects and in patients with Cushing's disease. J Clin Endocronol Metab 40:675–687

131. Kreiger DT, Amorosa L, Lineas F (1975) Cyproheptadine-induced remission of Cushing's disease. N Engl J Med 293:893–896

131a. Krenning EP, Bakker WH, Breeman WAP, Koper JW, Kooing PPM, Ansema L, Lameris JS, Reubig JC, Lamberts SWJ (1989) Localization of endocrine related tumors with radioiodinated analogue of somatostatins. Lancet (i) 242–245, 1989

132. Lamberts SWJ, Timmermans HAT, DeJong FH (1977) The role of dopaminergic depletion in the pathogenesis of Cushing's disease and the possible consequences for medical therapy. Clin Endocrinol 7:185–193

133. Langman J (1969) Medical embryology. Williams & Wilkins Baltimore, S 329–333

134. Laragh JT, Angers M, Kelley WG (1960) The effect of epinephrine, norepinephrine, angiotensine II and others on the secretory rate of aldosterone in man. JAMA 174:234–240

135. Lashford LS, Moyes J, Ott R, Fielding S, Babich J (1988) The biodistribution and pharmakokinetiks of meta-iodobenzylguanidine in childhood neuroblastoma. Eur J Nucl Med 13:574–577

136. Laursen K, Damgaard-Pedersen K (1984) CT for pheochromocytoma diagnosis. Comp Assist Tomog 8:895–899

137. Lawrence JH, Tobias CA, Linfoot JA (1976) Heavy particle therapy in acromegaly and Cushing's disease. JAMA 235:2307–2310

138. Levine SN, McDonald JC (1981) The evaluation and management of pheochromocytoma. In: Shire JT (Hrsg) Advances in surgery. Vol 17, Year Book Medical Publishers Inc. New York S 281–313

139. Lieberman LM, Beierwaltes WH, Conn JW, Ansari A, Nishiyama H (1971) Diagnosis of adrenal disease by visualization of human adrenal glands with 131I-19-iodocholestrol. N Eng J Med 285:1387–1393

140. Liddle GW (1960) Tests of pituitary-adrenal suppressibility in the diagnosis of Cushing's syndrome. J Clin Endocrinol Metab 20:1539

141. Liddle GW, Bartter FC, Duncan LE Jr (1955) Mechanism regulating aldosterone production in man. J Clin Invest 34:949–950

142. Liddle GW, Island D, Meador CK (1962) Normal and abnormal regulation of corticotrophin secretion in man. Rec Prog Horm Res 18:125–166

143. Liddle GW, Melmon KL (1974) The adrenals. In: Williams RH (Hrsg) Textbook of endocrinology. Saunders Philadelphia, S 235

144. Lindberg S, Ernest I, Fjalling M (1985) The value of late images in 131-I-metaiodobenzylguanidine (131-I-MIBG) scanning of the adrenal medulla. Eur J Nucl Med II:A 28

145. Lips KJ, Hackeng WHL (1982) Bilateral occurence of pheochromocytoma in patients with the multiple endocrine neoplasia syndrome type 2a (Sipple syndrome) Am J Med 70:1051

146. Lumbroso J, Hartmann O, Guermazi F (1986) The clinical contribution of I-123 and I-131 meta-iodobenzylguanidine (mIBG) scans in neuroblastoma. J Nucl Med 27:947

147. Luton IP, Mahovdeau JA, Bouchard PH (1979) Treatment of Cushing's disease by Op'DDD. Survey of 62 cases. N Engl J Med 300:459–461

148. Lynn MD, Gross MD, Shapiro B (1986) Enterohepatic circulation and distribution of 131-I-6β-iodomethyl-19-norcholesterol (NP-59). Nucl Med Res Comm 7:625–630

149. Lynn MD, Gross MD, Shapiro B, Bassett D (1986) The influence of hypercholesterolemia on the adrenal uptake and metabolic handling of I-131-6β-iodomethyl-19-norcholesterol (NP-59) Nucl Med Res Comm 7:631–637

150. Lynn MD, Shapiro B, Sisson JC (1984) Protrayal of pheochromocytoma and normal human adrenal medulla by m-(131I) Iodobenzylguanidine. J Nucl Med 25:436–440

151. Lynn MD, Shapiro B, Sisson JC (1985) Pheochromocytomas and normal adrenal medulla: improved visualization with 123I-MIBG scintigraphy. Radiology 156:789–792

152. Manger WM, Gifford RW JR (1977) Pheochromocytoma. Springer New York 1977
153. Manger WM, Gifford RW JR (1982) Hypertension secondary to pheochromocytoma. Bull NY Acad Med 58:139–158
154. Mangner TJ, Tobes MC, Wieland DM, Sisson JC, Shapiro B (1986) Metabolism of meta-I-131-iodobenzylguanidine in patients with metastatic pheochromocytoma: concise communication. J Nucl Med 27:37–44
155. McEwan AJ, Shapiro B (1986)131-I-metaiodobenzylguanidine – clinical strategy. Nucl Med Comm 7:296
156. McEwan AJ, Shapiro B, Sisson JC, Beierwaltes WH, Ackery DM (1985) Radioiodobenzylguanidine for the scintigraphic location and therapy of adrenergic tumors. Sem Nucl Med 15:132–153
157. Mengenden T, Vetter H, Marincek B, Edmonds D, Jeck T, Schubert M, Vetter W (1989) Rationelle Diagnostik endokriner Hochdruckformen. Imaging Band 56:132–140
158. Mitty HA, Yeh H-C (1982) The radiology of the adrenals with sonography and CT. Saunders Philadelphia 1982, S. 64–79
159. Moll L v, McEwan AJ, Shapiro B, Sisson JC, Gross MD, Lloyd R, Beals E, Beierwaltes WH, Thompson NW (1987) Iodine-131- MIBG scintigraphy of neuroendocrine tumors other than pheochromocytoma and neuroblastoma. J Nucl Med 28:979–988
160. Morales JO, Beierwaltes WH, Counsell RE, Meier DE (1967) The concentration of radioactivity from labeled epinephrine and its precursors in the dog adrenal medulla. J Nucl Med 8:800–809
161. Moses DC, Schteingart DE, Sturman MF, Beierwaltes WH, Ice RD (1974) Efficacy of radiocholesterol imaging of the adrenal gland in Cushing's syndrome. Surg Gynecol Obstet 139:1–4
162. Müller J (1986) Cushing's Syndrome 1985: Neue Erkenntnisse und Möglichkeiten. Schweiz Med Wschr 116:262–265
163. Munkner T (1985) 131I-metaiodobenzylguanidine scintigraphy of neuroblastomas. Sem Nucl Med 15:154–160
164. Myers WG (1974) Radioiodine-123 for Medical research and diagnosis. In: Lawrence JH (Hrsg) Recent advances in Nuclear Medicine. Vol 4, Grune & Stratton, New York, S 133–160
165. Nagai T, Solis BA, Koh CS (1968) An approach to developing adrenal-gland scanning. J Nucl Med 9:576–581
166. Nakajo M, Shapiro B, Glowniak J, Sisson JC, Beierwaltes WH (1983) Inverse relationship between cardiac accumulation of 131I-MIBG and circulating catecholamines in suspected pheochromocytoma. J Nucl Med 24:1127–1134

167. Nakajo M, Shapiro B, Sisson JC, Swanson DP, Beierwaltes WH (1984) Salivary gland accumulation of meta-(131-I-)iodobenzylguanidine. J Nucl Med 25:2–6
168. Nakajo M, Shimabakuro K, Yoshimura H, Yonekura R (1986) Iodine 131 metaiodobenzylguanidine intra and extravesicular accumulation in the rat heart. J Nucl Med 27:84–89
169. Nakajo M, Shapiro B, Copp J, Kalff V, Gross MD, Sisson JC, Beierwaltes WH (1983) The normal and abnormal distribution of the adrenomedullary imaging agent m(I-131)iodobenzylguanidine (131-I-MIBG) in man: evaluation by scintigraphy. J Nucl Med 24:672–682
170. Nelson DH (1958) The importance of aldosterone in clinical medicine. Med Clin North Am 42:1195–1204
171. Nelson DH (1980) The adrenal cortex: physiological function and disease. WB Saunders Philadelphia
172. Nelson DH, Meakin JW, Dealy JW, Matson DD, Emerson K, Thorn GW (1958) ACTH producing tumor of the pituitary gland. N Engl J Med 256:161–164
173. Neville AM, O'Hare MJ (1979) Aspects of structure, function and pathology. In: James VHT (Hrsg) The adrenal gland. Raven Press New York 1979, S 1–15
174. Nugent CA, Nichols T, Tyler FH (1965) Diagnosis of Cushing's syndrome. Single dose dexamethasone suppression test. Arch Int Med 116:172–176
175. O'Neal LW (1968) Correlation between clinical pattern and pathological findings in Cushing's syndrome. Med Clin N Amer 52:313–326
176. O'Riordan JL, Blanshard GP, Moxham A (1966) Corticotrophin-secreting carcinomas. Quart J Med 35:137–147
177. Prinz RA, Brook MH, Churchill R, Graer JL, Laurence AM, Paloyan E, Sparanaga M (1982) Incidental asymptomatic adrenal masses detected by computed tomographic scanning. Is operation required? JAMA 248:701–704
178. Rees LH, Holdaway IM, Phenekos C, Besser GM, Landon J (1975) ACTH secretion and clinical investigation. In: Franchimont P (Hrsg) Some aspects of hypothalamic regulation of endocrine functions. Schattauer-Verlag Stuttgart
179. Rossi P, Young IS, Panke WF (1968) Techniques, useful and hazards of arteriography of pheochromocytoma: review of 99 cases. JAMA 205:547–553
180. Santen RJ, Lipton A, Kendall J (1974) Successful medical adrenalectomy with aminoglutethimide. JAMA 230:111661–1665
181. Sarkar SD, Cohen EL, Beierwaltes WH, Ju RD, Casper R, Gold EN (1977) A new and superior adrenal imaging agent 131I-6β-iodomethyl-19-norcholesterol (NP-59). Evalution in humans. J Clin Endocrinol Metab 45:353–362

182. Sarkar SD, Ice RD, Beierwaltes WH, Gill SP, Balanchandran S, Basmadjian GP (1976) Selenium-75-19-selenocholesterol – a new adrenal scanning agent with high concentration in the adrenal medulla. J Nucl Med 17:212–217
183. Scherer K, Mischke W (1978) Wertigkeit der Ultraschalluntersuchung bei Tumoren und Hyperplasien der Nebenniere. Fortschr Röntgenstr 128:609–615
184. Schteingart DE, Seabold JE, Gross MD, Swanson DP (1981) Iodocholesterol adrenal tissue uptake and imaging in adrenal neoplasm. J Clin Endocrinol Metab 52:1152–1161
185. Schteingart DE, Tsao HS, Taylor CI, McKenzie A, Victoria R, Therrien B (1980) Sustained remission of Cushing's disease with mitotane and pituitary irradiation. Ann Int Med 92:613–619
186. Scott HW, Liddle GW, Mulherin JL (1977) Surgical experience with Cushing's disease. Gen Surg 185:524–534
187. Schultz U, Haaga JR, Fletcher BD, Alfidi KJ, Schultz MA (1984) Magnetic resonance imaging of the adrenal glands: a comparison with computed tomography. Am J Roentgenol 143:1235–1243
188. Seabold JE, Cohen EL; Beierwaltes WH, Hinerman DL, Nishiyama RH, Bookstein JJ, Ice RD, Balachandran S (1976) Adrenal imaging with 131-I-iodocholesterol in the diagnostic evaluation of patients with aldosteronism. J Clin Endocrinol Metab 42:41–51
189. Seabold JE, Haynie TP, Deasis DN, Samaan NS, Glenn HJ, Jahns MF (1977) Detection of metastatic adrenal carcinoma using 131I-6β-iodomethyl-19-norcholesterol total body scans. J Clin Endocrinol Metab 45:705–708
190a.Shapiro B (1987) MIBG in the diagnosis and therapy of neuroblastoma and pheochromocytoma. In: Recent advances in Nuclear Medicine – Internat Symposium Udine 2–3 Oct, S 11–20
190. Shapiro B, Britton KE, Hawkins LA (1980) Results of quantitative adrenal imaging in 62 cases using Se-75-selenocholesterol. J Nucl Med 21:P29
191. Shapiro B, Britton KE, Hawkins LA, Edwards CE (1981) Clinical experience with 75Se-selenomethylnorcholesterol adrenal imaging. Clin Endocrinol 15:19–27
192. Shapiro B, Copp JE, Sisson JC, Swanson DP, Beierwaltes WH (1985) 131-I-metaiodo-benzylguanidine for the location of suspected pheochromocytoma: experience in 400 cases (441 studies). J Nucl Med 26:576–585
193. Shapiro B, Fischer M (1985) Summary of the proceeding of a workshop on 131-I-metaiodobenzylguanidine held at Schloss Wilkinghege, Münster. Nucl Med Comm 6:179–186

194. Shapiro B, Geatti O, Sisson JC (1985) Diagnosis and therapy of neuroblastoma with 131-I-meta-iodobenzylguanidine. Nucl med Comm 6:555 (Abstr C3:23)

195. Shapiro B, Gross MD, Sandler MP (1987) Adrenal scintigraphy revisited: a current status report on radiotracer, clinical utility and correlative imaging. In: Freeman LM, Weissmann HS (Hrsg) Nuclear Medicine Annual. Raven Press New York, S 193–232

196. Shapiro B, Nakajo M, Gross MD, Freitas JE, Copp JE, Beierwaltes WH (1983) Value of preparation in adrenocortical scintigraphy with NP-59. J Nucl Med 24:732–734

197. Shapiro B, Sisson JC, Beierwaltes WH (1982) Experience with the use of 131-I-metaiodobenzylguanidine for locating pheochromocytomas. In: Raynaud C (Hrsg) Nuclear Medicine and Biology. Pergamon Press Paris, S 1265–1268

198. Shapiro B, Sisson JC, Kalff V (1984) The location of middle mediastinal pheochromocytoma. J Thoracic Cardiovasc Surg 87:814–820

199. Shapiro B, Sisson JC, Lloyd R, Nakajo M, Satterlee W, Beierwaltes WH (1984) Malignant pheochromocytoma: clinical, biochemical, and scintigraphic characterization. Clin Endocrinol 20:189–203

200. Shapiro B, Wieland DM, Brown LE, Nakajo M, Sisson JC, Beierwaltes WH (1984) 131-I-meta-iodobenzylguanidine (MIBG) adrenal medullary scintigraphy: interventional studies. In: Spencer RP (Hrsg) Interventional Nuclear Medicine. Grune & Stratton New York, S 451–481

201. Shen S-W, Sisson JC, Shulkin B (1986) I-123-metaiodobenzylguanidine (I-123-MIBG) as an index of neuron integrity following myocardial infarction. J Nucl Med 27:949

202. Shima S, Mitsonaga M, Nakajo T (1972) Effects of ACTH on cholesterol dynamics in rat adrenal tissue. Endocrinology 90:808–814

203. Shulkin BL, Shapiro B, Francis IR (1986) Primary extra-adrenal pheochromocytoma: a case of positive 123-I-MIBG scintigraphy with negative 131-I-MIBG scintigraphy. Clin Nucl Med 11:851–854

204. Sibley RK, Rosai J, Foucar E (1980) Neuroendocrine (Merkel cell) carcinoma of the Skin: a histological and ultrastructural study of 2 cases. Am J Surg Path 4:211–

205. Siegenthaler W, Kaufmann W, Hornbostel H, Waller HD, Vetter H Lehrbuch der Inneren Erkrankungen. Thieme-Verlag Stuttgart, S 316–328

206. Sipila LN, Carey JE, Shapiro B, Jacobson AP (1985) Health physics aspects of I-131-metaiodobenzylguanidine therapies – a

prototype for I-131-radiolabeled antibody therapies. Med Physics 12:520 (abstr)

207. Sisson JC, Frager MS, Valk TW, Gross MD, Swanson DP, Wieland DM, Tobes MC, Beierwaltes WH, Thompson NW (1981) Scintigraphic localization of pheochromocytoma. N Engl J Med 305:12–14

208. Sisson JC, Shapiro B, Beierwaltes WH (1983) Treatment of malignant pheochromocytoma. Trans Assoc Am Phys 96:209–

209. Sisson JC, Shapiro B, Beierwaltes WH (1984) Radiopharmaceutical treatment of malignant pheochromocytoma. J Nucl Med 25:197–206

210. Sisson JC, Shapiro B, Beierwaltes WH (1984) Scintigraphy with I-131 MIBG as an aid to the treatment of pheochromocytoma in patients with MEN-2 syndromes. Henry Ford Med J 32:254

211. Sisson JC, Shapiro B, Beierwaltes WH (1984) Locating pheochromocytoma by scintigraphy using 131I-metaiodobenzylguanidine. Ca-A Cancer Journal for clinicians 34:86–

212. Sisson JC, Wieland DM, Sherman P, Mangner TJ, Tobes TC, Jaques S Jr (1987) Metaiodobenzylguanidine as an index of the adrenergic nervous system integrity and function. J Nucl Med 28:1620–1624

213. Skeggs LT, Dorer PE, Kahn JR (1976) The biochemistry of the renin angiotensin system and its role in hypertension. Am J Med 60:737–748

214. Slosman DO, Davidson D, Brill AB, Alderson PO (1988) 131I-metaiodobenzylguanidine uptake in the isolated rat lung: a potential marker of endothelial cell function. Eur J Nucl Med 13:543–547

215. Slosman DO, Morel DR, MoCostabella PM, Donath A (1988) Lung uptake of 131I-metaiodobenzylguanidine in sheep. Eur J Nucl Med 14:65–70

216. Smets L, Loesberg L, Janssen M, Metwally E, Huiskamp R (1989) Active uptake and extravesicular storage of metaiodobenzylguanidine in human SK-N-SH cells. Cancer Res 49:2941–2944

217. Smit AJ, Essen v. LH, Hollema H, Muskiet FAJ, Piers DA (1984) Meta-(I-131) iodobenzylguanidine uptake in a non-secreting paraganglioma. J Nucl Med 25:984–986

218. Soffer LJ, Dorfman RJ, Gabrilove JL (1961) The human adrenal gland. Lea & Febiger, Philadelphia

219. Sone T, Fukunaga M, Otsuka N, Morita R, Muranaka A, Yanagimoto S (1985) Metastatic medullary thyroid cancer: localization with iodine-131-metaiodobenzylguanidine. J Nucl Med 26:604–608

220. Stackpole RH, Melicow MN, Uson AC (1963) Pheochromocytoma in children. Report of 9 cases and a review of the first 100 published cases with follow-up studies. J Pediatr 63:315–330

221. Stewart BH, Bravo EL, Haaga JR, Meany TF, Tarazi R (1978) Localization of pheochromocytoma by computed tomography. N Engl J Med 299:460–461

222. Streeten DH, Dalakos TG, Anderson GH (1977) Diagnosis and treatment of Cushing's syndrome. In: Rose L , Levine R (Hrsg) New concepts in endocrinology and metabolism. Grune & Stratton New York, S 57–71

223. Swanson DP, Carey JE, Brown LE, Kline RC, Wieland DM, Thrall JH, Beierwaltes WH (1981) Human absorbed dose calculations for Iodine 131 and Iodine 123 labeled MIBG: a potential myocardial and adrenal medulla imaging agent. Proc. Of the third International Radiopharmaceutical Dosimetry Symposium, Health and Human Services Publication FDA 81-8166, Rockville Maryland/USA, S 213–224

224. Symington T (1969) Functional pathology of the human adrenal gland. E & S Livingstone Edingburg, S 13–21

225. Stockigt JR (1979) Mineralocorticoid excess. In: James VHT (Hrsg) The adrenal gland. Raven Press New York, S 197–242

226. Tanaka T, Natsume T, Shibata H, Nozawa K, Kojiama S, Tsuchija M, Ashida T, Keda M (1983) Circadian rythm of blood pressure in primary aldosteronism and renovascular hypertension. Jpn Circ J 47:788–794

227. Thrall JH, Freitas JE, Beierwaltes WH (1978) Adrenal scintigraphy. J Nucl Med 8:23–41

228. Thrall JH, Gross MD, Freitas JE, Beierwaltes WH (1980) Clinical application of adrenal scintigraphy. Appl Radiology 115–122

229. Tobes MC, Jaques S, Wieland DM (1985) Effect of uptake-one inhibitors on the uptake of norepinephrine and metaiodobenzylguanidine. J Nucl Med 26:897–907

230. Tobes MC, Shapiro B, Meyers L (1985) Pharmacokinetiks of I-131-metaiodobenzylguanidine (MIBG) in an anephric patient. European Nuclear Medicine Congress, London Sept

231. Treuner J, Feine U, Niethammer D (1984) Scintigraphic imaging of neuroblastoma with 131I metaiodobenzylguanidine. Lancet i:333

231a.Troncone L (1986) Diagnosis of adrenal cortex diseases: an integrated approach. CRC Press, Boca Raton

232. Turner CD (1966) The Adrenal Gland: Medulla: Chromaffin tissue. General Endocrinology. WB Saunders Philadelphia, S 310–321

223. Valk TW, Frager MS, Gross MD (1981) Spectrum of pheochromocytoma in multiple endocrine neoplasia: scintigraphic portrayal using 131-I-metaiodobenzylguanidine. Am Int Med 94:762

234. Valk TW, Gross MD, Swanson DP, Freitas JE, Schteingart DE, Beierwaltes WH (1980) The relationship of serum lipids to adrenal gland uptake of 6β-131-I-iodomethyl-19-norcholesterol in Cushing's syndrome. J Nucl Med 21:1069–1072

235. Venot A, Luton JP, Roucayrol JC, Bricaire H (1977) An account of 26 adrenal scintigraphic studies of Cushing's syndrome. 18th Coll of Nucl Med Reims

236. Vermuelen A, Rubens R (1979) Adrenal virilism. In: James VHT (Hrsg) The adrenal gland. Raven Press New York, S 259–282

237. Watts N, Keffer J (1982) Practical endocrine diagnosis. Edition Lea & Febiger, S 45–46

238. Weinberger MH, Grim CE, Holifield JW (1979) Primary aldosteronism: diagnosis, localization, and treatment. Ann Intern Med 90:386–395

239. Weiss ER, Rayyis SS, Nelson DH (1969) Evaluation of stimulation and suppression tests in the etiological diagnosis of Cushing's syndrome. Ann Int Med 71:941–946

240. West CD, Dolman LI (1977) Plasma ACTH radioimmunoassays in the diagnosis of pituatary-adrenal dysfunction. Ann NY Acad Sci 297:205–219

241. Wicks JD, Metter FA (1983) Sonography of adrenal lesions causing hyertension. Urol Radol 5:99–102

242. Wieland DM, Wu JL, Brown LE, Mangner TJ, Swanson DP, Beierwaltes WH (1980) Radiolabeled adrenergic neuron blocking agents: adrenomedullary imaging with (131I)iodobenzylguanidine. J Nucl Med 21:349–353

243. Wieland DM, Brown LE, Tobes MC (1981) Imaging the primate adrenal medulla with 123I and 131I metaiodobenzylguanidine. Concise communication. J Nucl Med 22:358–364

244. Wieland DM, Swanson DP, Brown LE, Beierwaltes WH (1979) Imaging of the adrenal medulla with an I-131-labeled antiadrenergig agent. J Nucl Med 20:155–158

245. Winterberg B, Vetter W, Groth H, Greminger P, Vetter H (1985) Primary aldosteronism treatment with Trilostane. Cardiology 72, Suppl 1:117–121

Sachverzeichnis

146